内外兼修
美颜抗衰秘笈

「黄帝内经」中的女人养生养颜经

王昕／著

陕西师范大学出版社

人体正面穴位图

人体胸腹面是任脉、肝经、脾经、肾经等重要经脉循行之处。按摩胸腹能促进心肝脾肺肾五脏经脉气血充盈、经气畅通，从而起到强身健体、益寿延年的作用。

经常按摩胸腹肝肾心经的穴位能治疗胸、肺、心、肝、胆、膀胱、脾、胃等疾病。

按摩任脉能治疗神志病、胃肠病、水肿病、妇女经带病、前阴病等。此外，按摩胸腹穴位对女性还有美体丰胸健身的功效。

胸部的按摩方法

1. 用两手对胸部作大面积推按、搓揉和拍打，每次左右各30下。
2. 对腹部脏器进行推按和搓揉，按顺时针推揉3–5分钟。
3. 顺着经脉循行的路线进行点按，每个穴位3–5秒。

膻中

胸闷、心悸心慌、胸部闷胀、畅通乳腺

乳中

丰胸美乳、性冷淡、月经失调

乳根

丰胸美乳、小腿肿胀、胸部疼痛

鸠尾

心悸、手脚冰冷、血液循环不良、失眠多梦、精神紧张

通谷

胸闷不畅、腹胀满、消化不良、呕吐

上脘

小腹赘肉、促进腹部局部循环、益气健脾

中脘

大便不通、消化不良、食欲不振、恶心呕吐、腹泻、小腹赘肉、酒醉不醒

水分

消除腹部水肿、肥胖、腰酸背痛

气海

消化不良、生理痛、月经不调、腹胀满、精神紧张、手脚冰冷、肘关节酸痛

关元

消化不良、生理痛、腹痛、中气不足

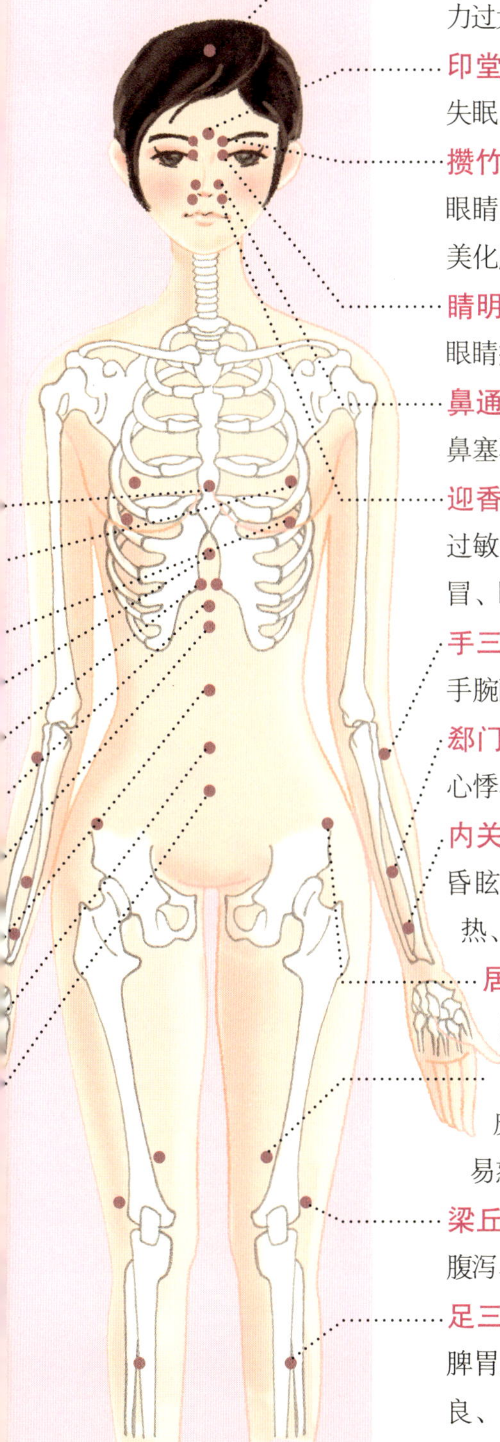

百会

头昏、鼻塞、提神醒脑、眼睛疲劳、肩臂酸痛、压力过大、烦躁、注意力不集中

印堂

失眠、头痛、头昏、眩晕、疲劳、鼻塞不通

攒竹

眼睛酸痛、干涩、眼袋浮肿、晕眩、黑眼圈、能美化肌肤

睛明

眼睛疲劳、无神、黑眼圈、泡泡眼、鼻塞

鼻通

鼻塞不通、流脓鼻涕

迎香

过敏性鼻炎、流清鼻涕、出鼻血、眼睛疲劳、感冒、眼袋

手三里

手腕酸痛、腹泻水样便、肩膀酸痛、心神不宁

郄门

心悸心慌、鼻塞、眼睛酸涩

内关

昏眩、心神不宁、胸闷、心悸、手腕酸痛、发热、失眠、紧张

居髎

腿部酸痛、小腹疼痛、抽筋

血海

皮肤老化、干燥、下肢水肿、便秘、血虚易怒

梁丘

腹泻、美化腿部曲线、腿部酸痛、胃痛、急性腰痛

足三里

脾胃虚弱、便秘、手脚冰冷、食欲不振、消化不良、胃痛、呕吐

人体背面穴位图

背部按摩

人体背部有督脉、足太阳膀胱经、手太阳小肠经循行。按摩背部穴位能治疗很多疾病，如肩周炎、慢性支气管炎、腰椎间盘突出都能通过按摩背部穴位取得良好效果。经常按摩背部穴位能预防和治疗肩背部疾病，发热，肺病、腰脊病等。

背部的按摩方法

1. 用拇指沿着脊柱及脊柱两旁从上到下逐个按摩足太阳膀胱经穴位。
2. 用手掌鱼际肌从上到下稍用力按摩膀胱经穴位。
3. 腰部肌肉丰厚，所以要请专业按摩师进行按摩或是请他人帮助。
4. 对疼痛点可以作重点按摩，疼痛点又叫“阿是穴”，往往是疾病所在。

风府

感冒、发热、头痛、肘关节酸痛、网球肘

肩井

肩头酸痛、手臂酸痛、落枕、手臂血液循环不畅、失眠、烦躁不安、宿醉、肠胃不适

风池

感冒、头昏、头后部痛、注意力不集中、疲倦无力、脖子僵硬、失眠、中风、腰酸背痛、鼻塞、流鼻血、肩头酸痛、结膜炎、落枕

肩外俞

落枕、肩周炎、背部酸痛、身体疲倦、肌肉酸痛

大椎

鼻子过敏、肩背痛、头项痛、头昏眩、肩颈酸痛、颈椎病

风门

落枕、感冒、抵抗力下降、头昏、头痛

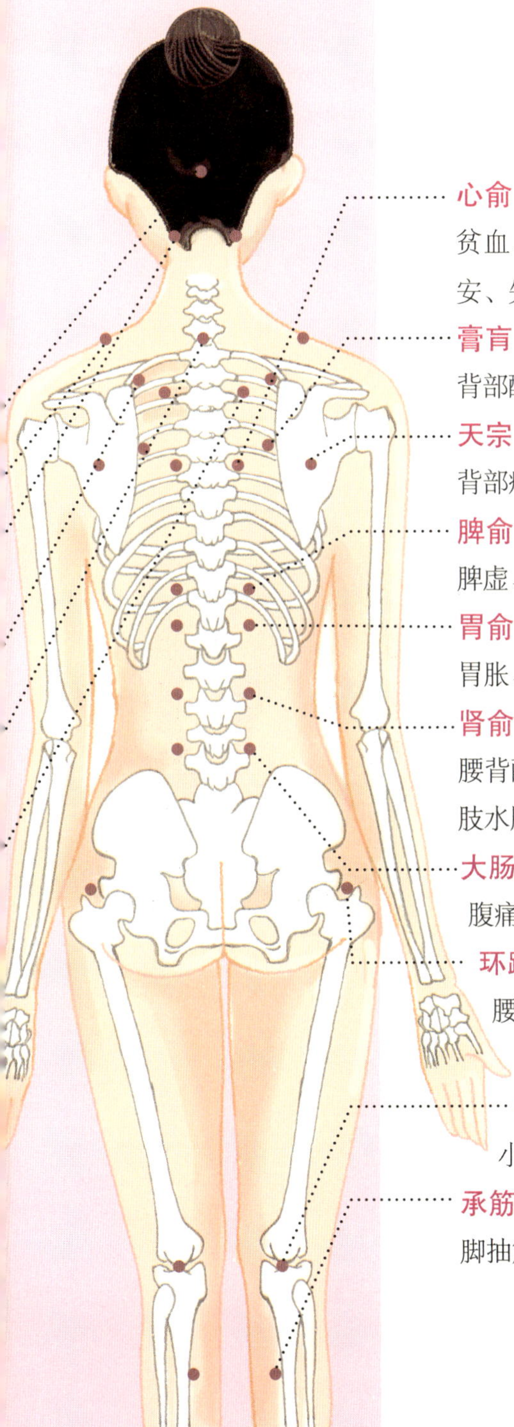

心俞

贫血、心悸、健忘、心慌、肠胃不适、焦躁不安、失眠多梦

膏肓

背部酸痛、腰扭伤、肌肉劳损、便秘、腹泻

天宗

背部疼痛、肩背气血循环不畅、手臂活动不便

脾俞

脾虚、食欲不振、腹泻、疲劳、皮肤老化、水肿

胃俞

胃胀、胃痛、肠胃吸收不良、食欲不振、呕吐

肾俞

腰背酸痛、双下肢膝部酸软无力、月经不调、下肢水肿、贫血、月经失调、盗汗

大肠俞

腹痛、大便不畅、背部僵硬

环跳

腰痛、下肢麻痹、血液循环不畅、肠胃不适、便秘、消化不良、水肿肥胖

委中

小腿抽筋、血液循环不良、美化小腿曲线

承筋

脚抽筋、血液循环不畅、美化小腿曲线

面部按摩

经常按摩面部穴位，能帮助皮肤排泄有毒物质，消除肿胀，预防皮肤松弛，延缓皮肤衰老。

按摩睛明、承泣、太阳、攒竹、阳白等穴位能减少眼部皱纹的发生，使眼睛明亮有神。按摩百会、下关、颊车、迎香、人中等穴位能促进局部血液循环和新陈代谢，增加氧气的输送，减少油脂的积累，使面部皮肤水润而富有弹性、面部神经肌肉充分休息，消除疲劳，令人精神焕发。经常对面部穴位进行按摩，能使皮肤细腻、光泽、有弹性，皱纹减少，色斑减淡，耳聪目明。

按摩方法

1. 用手指从眼内角往耳后对各个穴位轻轻推按、搓揉。
2. 以拇指及中指搓揉鼻两侧及鼻梁、鼻孔。
3. 可以对面部其他穴位稍用力顺时针按摩。

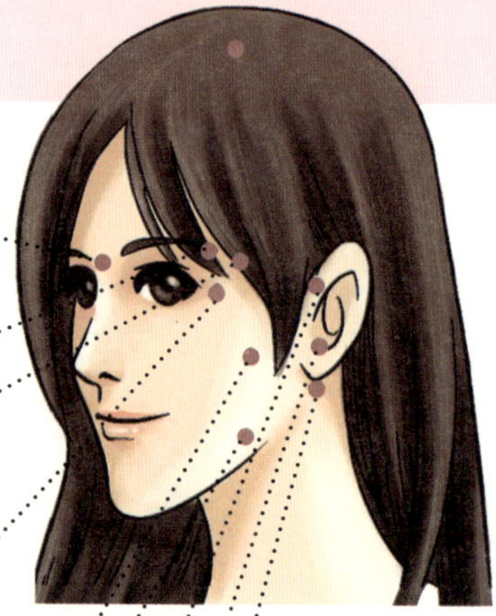

印堂

前额痛、斜视、额头皱纹

丝竹空

头痛、目眩、目赤痛、齿痛、癫痫

太阳

面神经麻痹、鱼尾纹、麦粒肿

瞳子髎

面神经麻痹或痉挛、鱼尾纹、偏头痛、牙龈炎

下关

齿痛、耳鸣、耳聋、口眼歪斜、牙关开合不利

颊车

面颊肿痛、口眼歪斜、下颌关节炎、面神经麻痹

耳门

牙痛、下颌关节功能紊乱

听会

耳鸣、耳聋、耳痛、面肌痉挛

翳风

口眼歪斜、耳鸣、耳聋、耳痛、牙痛

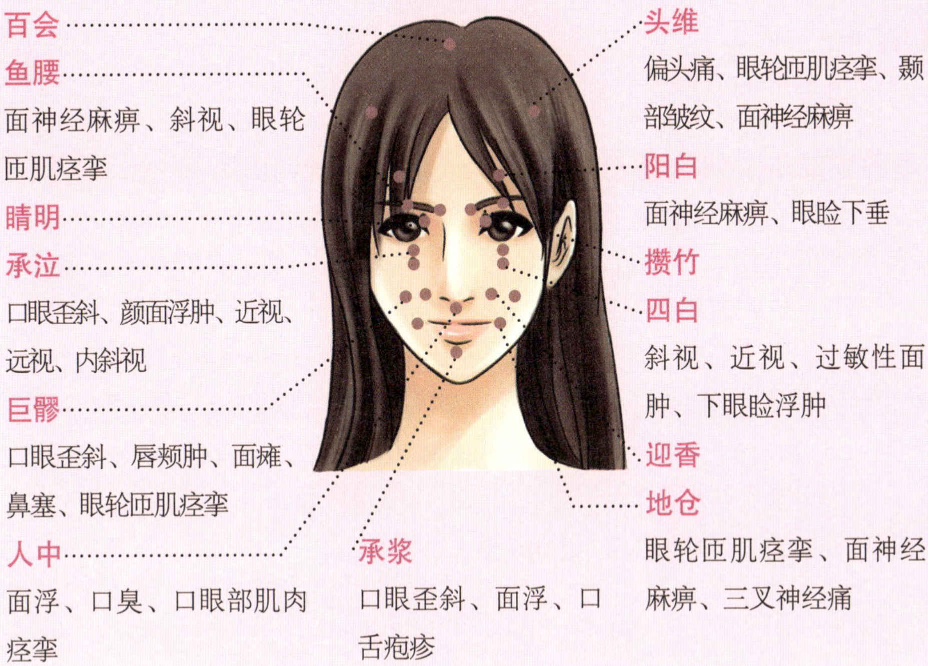

面部皱纹和青春痘

额头皱纹及青春痘

额头是足少阳胆经与手少阳三焦经循行之处，肝胆相表里。额头皱纹是肝胆不足的表现，平时要多吃补肝的食物。额头上的青春痘说明肝胆及三焦火盛，应当清肝泻火。

鼻部皱纹及青春痘

肺开窍于鼻，鼻旁又是手阳明大肠经循行之处。鼻部的皱纹与肺有密切联系，是肺气虚的表现。平时要多吃补肺的食物。鼻部的青春痘也与肺有关，是肺经有热的表现。可以按压合谷穴清肺热。

眉间与眼眶皱纹

眉间与眼眶为足太阳膀胱经循行之处，肾与膀胱相表里。眉间与眼眶皱纹是肾虚的表现。女性常吃六味地黄丸，可补肾养颜。

口唇周围皱纹及青春痘

口唇周围为足阳明胃经循行之处，脾与胃为表里，脾开窍于唇四白。口唇周围皱纹是脾虚的表现，应多吃补脾的食物。另外，经常艾灸足三里也有很好的健脾作用。口唇周围的青春痘是脾胃有热的表现，平时应少吃辛辣食物，多吃苦瓜、苦菜、苦丁茶、芹菜、芥兰等带苦味的食物。

面颊部的青春痘

面颊部是手太阳小肠经循行之处，心与小肠相表里。所以面颊部的青春痘是心火旺盛的表现。

手部

手是人体最灵活的部位，手部的穴位与人体肺、心、心包关系密切。经常按摩手部的穴位能使人体气血畅通，精气旺盛，从而起到强身健体的作用。

按摩手部还能疗疾，如按劳宫穴能治疗癫痫、呕吐、口臭、呃逆、口舌生疮。按鱼际穴可理气、清肺利咽喉。按少府穴能治疗心痛、心烦、心悸、遗尿、小便不利。按摩方法合谷穴能治发热、头痛、牙痛等。

1. 按经络从手肘到指尖每个穴位稍用力按压3分钟，以有酸胀感最好。
2. 另外，用市面上的一种滚动按摩器按摩手部经脉也是一种方法，要顺着经络从上臂到指尖再从指尖、到上臂滚动按摩，反复多次进行。
3. 手指的按摩可以互相按摩、集中接摩、单指按摩等。

肺穴

粗皮症、荨麻疹、过敏性鼻炎、感冒

肝穴

牙痛、眼睛疲劳、假性近视、恶心

肾穴

牙痛、更年期综合征、白发、贫血

命门

手脚冰冷、更年期综合征、白发

老眼点

老花眼

心悸动

紧张性心悸、呼吸困难、肩膀酸痛、月经不调、痛经

齿痛点

牙痛

生殖区

更年期综合征、痛经、月经不调

少府

月经不调、痛经

多汗点

多汗症

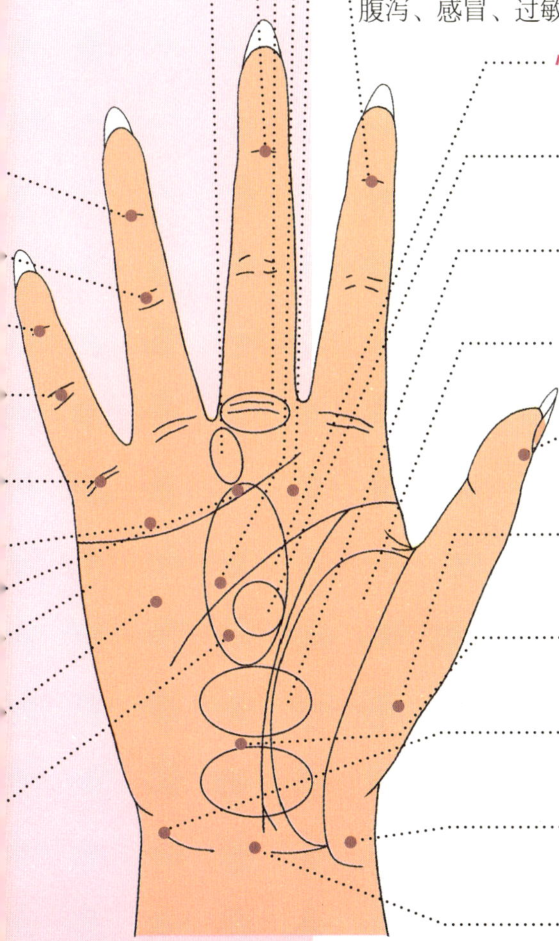
手掌区
失眠、心慌意乱
心穴
头痛、心烦意乱、头发损伤
耳、咽区
眩晕、中耳炎、咽部异物感
劳宫
假性近视、多汗症
咳嗽点
肩酸痛、咳嗽、哮喘
大肠区
腹泻、感冒、过敏性鼻炎、痔疮
心包区
心悸、呼吸困难、失眠、更年期综合征
手心
食欲不振、手脚冰冷、晕车呕吐、贫血
健理三针区
消化不良、食欲不振、全身燥热
胃、脾、大肠区
食欲不振、粉刺、肥胖、全身燥热
少商
植物神经失调症
鱼际
眼睛酸痛、肠胃疾病、手臂疼痛、疲劳
胃肠点
胃痛、胃溃疡、烧心
神门
心悸、低血压、贫血
太渊
消化不良、眼睛疲劳、手臂疼痛
大陵
肩周炎、低血压、心慌意乱

商阳

感冒、恶心、眼睛疲劳

血压反应区

血压不正常

第二三间

便秘、粉刺、消化不良、腹部疼痛、全身燥热

颈项点

肩颈酸痛、落枕、颈部扭伤、背部酸痛

落枕

落枕

落零五

胃痛、高血压、落枕

全头点

头痛、注意力不集中

虎边

心烦意乱、不安

扁桃体点

扁桃腺发炎、喉咙发炎

合谷

牙痛、头痛、胃痛、假性近视、眼睛疲劳、皮肤粗糙、消化不良、生理痛、压力大、宿醉

鼻痛点

副鼻窦炎、过敏性鼻炎

胸膛区

烧心、肥胖、胃溃疡

脊、腰、腿

腰痛、腰扭伤、腿部腰部肥胖

阳谷

心慌意乱、高血压、肩周炎

阳池

怕冷、眼睛酸涩、更年期综合征、头部充血、鼻塞、心悸、抽筋

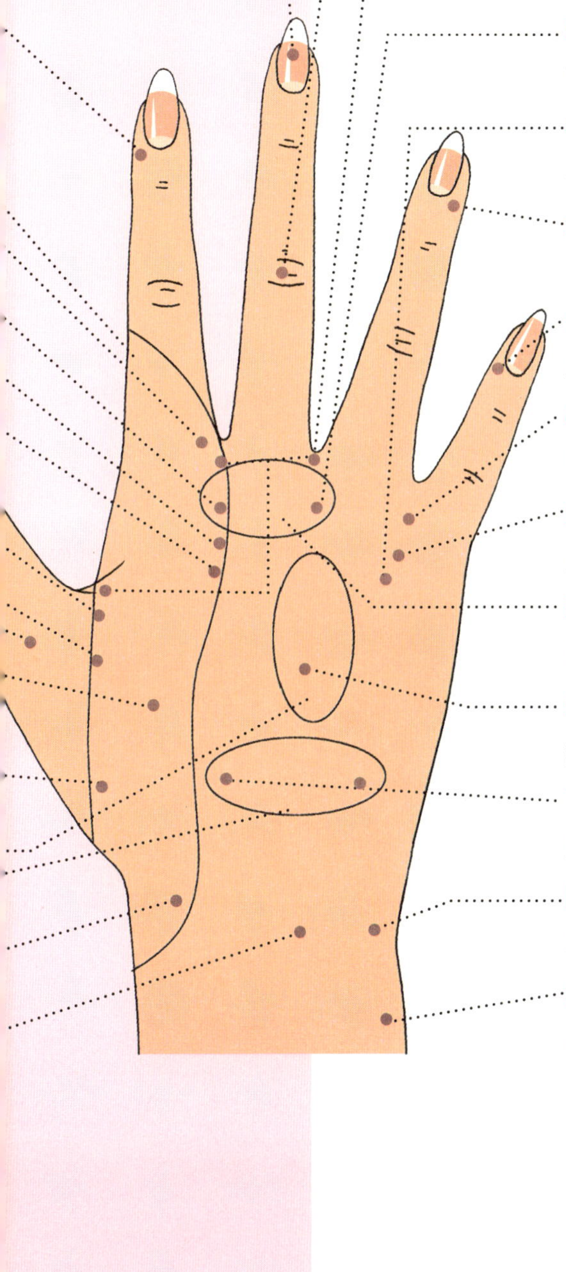

中冲

中暑、失眠、昏厥、心慌

中魁

胃痛、胃酸、胃溃疡

八邪

风湿性关节炎、抽搐、麻痹

咽头点

咽部异物感

中渚

低血压、眩晕

关冲

怕冷、眩晕、耳鸣、痛经

少冲

胸闷、头脑混沌、呼吸困难、口干舌燥

凌门

眩晕、肩周炎

坐骨神经点

腰痛

颈咽区

落枕

外劳宫

疲劳、头部胀痛

下痢点

腹泻

阳谷

耳鸣、心悸、头晕、腕酸痛、虚冷

养老

记忆力减退、活络经脉、老花眼

足底反射区图解

有人说足是人类的“第二心脏”，双足的反射区有针刺感，就说明体内的脏器可能发生病变了。《黄帝内经》里就已经开始使用足部按摩的方法来治病和保健了。

经常刺激足部穴位可以调整人体全身的功能，促进全身气血的畅通，从而起到治疗各个脏腑病变和养生保健、益寿延年的功效。

1.侧头　偏头痛、头晕、头昏

2.松果腺　脑震荡、高血压、头痛、失眠、头昏

3.头（大脑）　高血压、脑震荡、头昏、头痛、失眠、脑血管病变、中枢性瘫痪

4.鼻　急慢性鼻炎、鼻出血、过敏性鼻炎、鼻息肉、鼻窦炎

5.脑下垂体　脑垂体、甲状腺、甲状旁腺、肾上腺、性腺、脾、胰等内分泌系统病症

6.脖子　颈部酸痛、颈部扭伤、落枕、高血压

7.甲状腺　甲状腺功能亢进、甲状腺功能减退、慢性甲状腺炎

8.食管（甲状腺）　返流性食管炎、甲亢

9.心脏　冠心病、高血压、心肌炎、心衰

10.太阳神经丛　偏头痛、面瘫、腮腺炎、耳疾、鼻咽癌、失眠、头重

11.胃　胃痛、胃酸过多、胃溃疡、消化不良、急慢性胃炎、胃下垂

12.胰脏　糖尿病、胰腺炎

13.十二指肠　腹部饱胀、消化不良、十二指肠溃疡

14.横行结肠　便秘、腹泻、腹痛、急慢性肠炎

15.输尿管　输尿管结石、输尿管炎、高血压病、动脉硬化、肾盂积水

16.膀胱　肾结石、输尿管结石、膀胱炎、尿道炎、高血压病

17.尾骨　腰椎间盘突出

18.生殖器　性功能低下、男子不育、女子不孕、女性月经量少、经期紊乱、经闭、痛经

足部按摩方法

1. 足部按摩的顺序是从左脚开始，先按摩肾、输尿管、膀胱三个反射区，再按脚底、脚内侧、脚外侧、脚背，然后再按摩右脚。
2. 按摩的要点是找到有酸痛感觉的敏感点才会有疗效。
3. 按摩力度的大小应以“得气”为原则，即按摩处有酸痛感。
4. 按摩力量要渐渐渗入，用力，有酸痛感后再缓缓地抬起。
5. 此外，按摩结束后要喝一杯温开水，这样能帮助气血顺畅地运行，使按摩的效果达到最好。

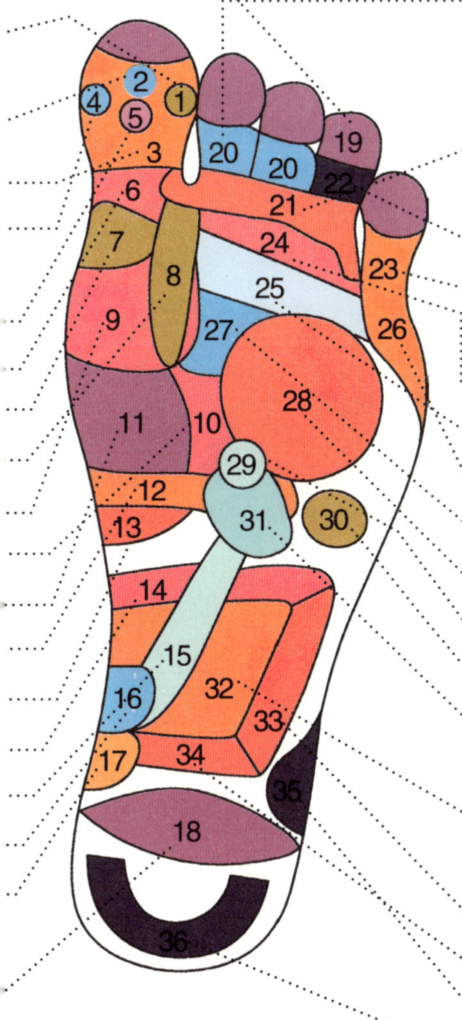

19.鼻窦　鼻窦炎、头痛、头晕、中风、脑震荡、失眠、发烧

20.眼　视神经炎、结膜炎、角膜炎、近视、远视、复视、斜视、散光、视网膜出血、白内障、青光眼

21.淋巴腺　各种炎症、发烧、囊肿、子宫肌瘤、胸痛、乳房或胸部肿瘤

22.耳　外耳道疖肿、中耳炎、耳鸣、重听

23.耳（扁桃腺）　扁桃体炎、咽鼓管不通、鼓膜内陷

24.僧帽肌　背痛、肌肉紧张、肩背痛

25.左肺　肺气肿、肺炎

26.肩部　颈肩背酸痛、手无力、麻木、肩周炎

27.左气管　感冒、支气管炎、支气管扩张

28.心脏　冠心病、高血压、心肌炎、心衰

29.肾上腺　生殖系统疾患、哮喘、关节炎

30.脾脏　脾虚、腹泻、消化不良、脾肿大

31.肾脏　肾盂肾炎、肾结石、风湿热、关节炎、浮肿、尿毒症、肾功能不全

32.小肠（空肠、回肠）　胃肠胀气、腹泻、腹痛

33.上行结肠　便秘、腹泻、腹痛、急慢性肠炎

34.S状结肠　便秘、腹泻、腹痛、急慢性肠炎

35.膝（肾部）　肾虚、下肢无力、阳萎、遗精

36.痔疮　痔疮、肛周脓肿、脱肛

子时入睡护胆养血

子时（23:00~1:00）对应经络：胆经

人体壮况：子时是胆功能最旺的时间，人体的胆汁每天都需要新陈代谢，在子时入眠，有利于胆进行新陈代谢。但子时心脏功能最弱，心脏病患者往往在夜间容易突然发病和死亡。

养生之道：凡在子时前入睡者，新陈代谢充分，晨醒后能头脑清新、面色红润。子时前上床睡觉，还有利于骨髓造血。

丑时熟睡养肝脏

丑时（1:00~3:00）对应经络：肝经

人体状况：此时肝脏功能最为旺盛，是补充肝血的最佳时段。肝血是人思维和行动的重要原料，肝所藏的血液需要淘汰，需要产生新鲜血液，这种代谢通常在丑时完成。

养生之道：在此时之前进入熟睡状态，就能让血液大量进入肝脏，充分地休养和补充能量。如果丑时不入睡，肝脏还在辅助人的思维和行动，就不能完成新陈代谢。《黄帝内经》讲“卧则血归于肝”。丑时未入睡者，就会面色青灰、情志倦怠而躁，易生肝病。

寅时梦里深呼吸

寅时（3:00~5:00）对应经络：肺经

人体状况：天地阴阳从此时转化，由阴转阳。人体此时也开始阳气渐升，阴气渐衰，此刻肺经最旺。肝脏将新鲜的血液提供给肺，通过肺的血管输送到全身。所以人在清晨时能面色红润、精神充沛。

养生之道：此刻人体需要大量呼吸氧气，进行有氧呼吸，所以要求有较深的睡眠。如果家里有肺功能不好的病人，如患慢性支气管炎、肺气肿、肺心病等，一定要特别注意观察病人此时的反应和症状。很多肺癌病人都容易在寅时去世。哮喘病人在寅时服药也比白天常规服药效果好。

卯时大便益排毒

卯时（5:00~7:00）对应经络：大肠经

人体状况：这是大肠经最活跃的时段，肺与大肠相表里，肺将充足的新鲜血液布满全身，再促进大肠经进入到兴奋的状态，大肠吸收白天所吃食物中的水分和营养，将渣滓形成大便，排出体外。

养生之道：此时起床后最好喝杯温开水，一是补充水分，二是促进大便畅通，然后把一天积攒下来的废物毒物都排出体外，让身体清爽无比。

辰时吃完早餐揉胃经

辰时（7:00~9:00）对应经络：胃经

人体状况：你的胃已经等了整整一个晚上，早就饿得不行，所以，这个时候要吃

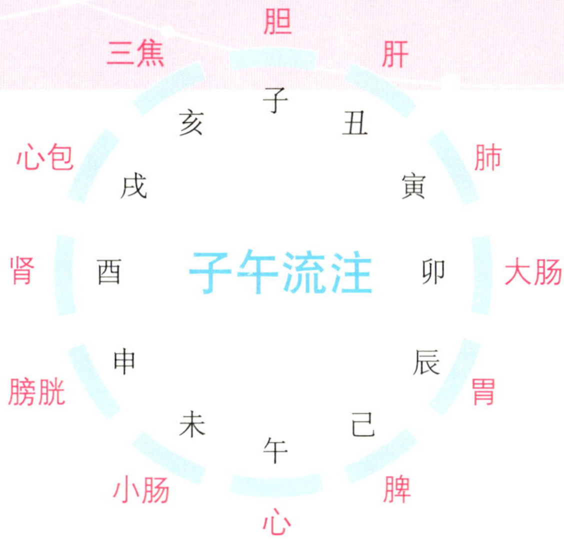

点早饭好好消化。但是此时胃休息了一晚上，不要吃不容易消化的食物。要是胃火过盛，嘴唇干，就会唇裂或生疮。

养生之道：此时要吃足够的早餐，如果你不给胃填饱，它就一直分泌胃酸。饿久了，就会有患胃溃疡、胃炎、十二指肠炎、胆囊炎的危险.饭后一个小时按揉胃经就能很好调节胃肠功能。

巳时喝水护脾脏

巳时（9:00~11:00）对应经络：脾经

人体状况：此时脾经最旺。脾是消化、吸收的总管，又是人体血液的统领。脾的功能好，消化吸收就好，血液的质量就高，嘴唇才能红润，否则就会口唇苍白或唇暗、唇紫，皮肤也会没有光泽。

养生之道：这个时辰要多喝水，至少也要六杯水，慢慢饮，让脾脏处于最活跃的状态。如此，身体会开始整个白天的“水循环”，进入良性的新陈代谢。

午时小憩益养心

午时（11:00~13:00）对应经络：心经

人体状况：此时心经最旺，也是人一天中精力最充沛的时候。心能推动血液运行，能养血、养神、养气、养筋。午时小睡片刻，对于养心大有好处，下午乃至晚上都能精力充沛。

养生之道：此时要适当休息，午睡。但午睡不能超过一小时，过长反而会精神不好，容易引起晚上失眠。要保持心情舒畅，要适量运动，保持周身气血通畅，增强各个脏腑的功能。

未时午餐不能迟

未时（13:00~15:00）对应经络：小肠经

人体状况：此时小肠经最旺。小肠是分清别浊的器官，把水分归于膀胱，糟粕送到大肠，其中精华就输送进脾。小肠经在未时会对人体一天吸收的营养成分进行分配。若小肠不正常，人的大小便都会失常。

养生之道：午餐应该在下午1：00之前就吃，这样才能让小肠在精力最旺盛的时候把吃的营养物质都充分吸收到人体内；错过了时间，就会影响到小肠一天的工作。

申时喝水免火旺

申时（15:00~17:00）对应经络：膀胱经

人体状况：此时膀胱经最旺。膀胱主藏水液和津液，水液排出体外，津液循环在体内。若膀胱有热就会出现小便不通，或咳而遗尿。申时人的体温较热，膀胱气化不足就会表现为阴虚火旺、小便短少。

养生之道：此时膀胱最活跃，所以要多喝水，保证小便的畅通。想尿你就尿，一定不要憋着，憋久了，就会有尿潴留的情况发生，这是膀胱括约肌没有弹性的表现。

酉时嘿咻贮精华

酉时（17:00~19:00）对应经络：肾经

人体状况：经过申时人体膀胱的泻火排毒，肾在酉时开始进入贮藏精华的阶段。

养生之道：此时要嘿咻，可就是最佳时刻，没有一点后顾之忧。而且有益的嘿咻，如按“七损八益”的方法来做，还能养肾保健。

戌时养心促睡眠

戌时（19:00~21:00）对应经络：心包经

人体状况：心包经能保护心脏、保存精力。心包是心外面的一层保护组织，也是气血的重要通道。心包在戌时最旺，此时有利于清除心脏周围外邪，使心脏处于完美的状态。

养生之道：此时是养心的好时间，心脏不好的人最好在这个时候按摩心包经，效果最好。此刻应该给安然入眠创造良好的氛围，保持心情和身体的平静，最好不要做剧烈的运动，否则容易失眠。最好的运动是散步。

亥时身心要舒畅

亥时（21:00~23:00）对应经络：三焦经

人体状况：三焦在六腑中最大，有主持诸气、疏通上下水道的作用。亥时三焦旺盛，能通百脉。在亥时睡眠，人体百脉就能得到休养生息，对身体十分有益。

养生之道：此刻一定要保持心境平静，不生气，不狂喜，不大悲，保持全身心的舒畅放松。此时要是夫妻吵架，为白天的事而怄气，那第二天人一定是精神萎靡。

目 录

养生篇

《黄帝内经》中的养生法则

《黄帝内经》在几千年前便说过："阴平阳秘，精神乃治。""得神者昌，失神者亡。"阴阳平衡，由内而外才是美的基础。所以，想做真正的美女，就要从"内"做起。

第三章 《黄帝内经》四季养生之道

养颜篇

《黄帝内经》中的养颜秘笈

《黄帝内经》认为，颜面反映了一个人全身的健康。“有诸内，必形诸外。”就是说，身体内部不健康，在外表就会显现出来。

第四章 五脏六腑，容颜的保护神

修炼篇

做个健康完美女人

保持良好的生活习惯，在身体还没有报警前就好好保养，未病先防，这才是养生之道。

关爱篇

善待自己的女人最美丽

《黄帝内经》对男女的差异早有认识，男女养生之法也是不一样的。在经、带、胎、产的四个特别的时期，女人要善待自己。

附录：

自然美女调出来

—养生篇—
《黄帝内经》中的养生法则

《黄帝内经》是中医学的奠基之作，是中国古人奉为经典的重要养生参考书。著名医家王冰说过："全真导气，拯黎元于仁寿，济羸劣于获安者，非三圣道则不能致之矣。"意思是说，学习了《黄帝内经》中全真导气的养生之道，就能使人们祛病强身，益寿延年。

第一章《黄帝内经》基础养生

《黄帝内经》讲："阴阳四时者，万物之始终也，死生之本也。逆之则灾害生，从之则苛疾不起，是为得道。"如果阴阳不平衡，就会生百病，生灾害，那当然就美丽不起来了。

阴阳平衡的女人最美

美丽是女人一生追求的目标，怎么才能更美？美眉们八仙过海，各有高招。有人用高级人工化学制品做美容护理，有人耗资不菲做光子嫩肤，有人迷信激素注射甚至拉皮整容……但这些只能做到暂时的表面美，时间一久又回复原状了。因为她们忽略了一个问题：美是由内而外的，而不是仅仅停留在表面。

怎样才能获取由内而外的美呢？四个字可以回答："阴阳平衡。"提到阴阳两字，估计大多数女性不是很了解，其实在我们生活中处处都有"阴阳"。比如，一天之中，白天为阳，夜晚为阴，只有合理分配作息时间，人体才能健康：夜晚休息少了，人就会感到疲劳；反之，夜晚休息过多，人也会感觉不适。阴阳失衡，可能引起机体生理失调而产生各种疾病。

《黄帝内经》认为，人体及万事万物都是由阴阳两个方面组成的。天地之间的阴阳平衡了，世界就会和平安全；体内的阴阳平衡了，人就能健康美丽。

所以，阴阳平衡的女人是最美的。爱美女性从“内”做起的第一步，就是使自己阴阳平衡。这也是令女性焕发耀眼光芒的基础，基础有了，再打造千姿百态的美女就容易多了。

《黄帝内经》讲：“夫自古通天者，生之本，本于阴阳。”如何区分人体脏腑、经络、形体的阴阳属性？从部位来分，上部为阳，下部为阴；体表为阳，体内为阴；背部为阳，腹部为阴；四肢外侧为阳，四肢内侧为阴。以脏腑来分，五脏（心、肝、脾、肺、肾）属阴，因其功能以静为主；六腑（胆、胃、小肠、大肠、膀胱、三焦）属阳，因其功能以动为主。五脏又可根据其位置分为阳脏（心、肺）和阴脏（肝、脾、肾），每一脏腑又可将其功能归为阳，将其物质归为阴。就十二经脉来说，循行于四肢外侧的为阳经，循行于四肢内侧的则为阴经。

阴阳平衡的关键在于勿使太过，过犹不及。阴阳虽然是对立的两个方面，但又有着密切的联系，是可以相互转化的。当阴不足时，可以用阳来转阴；阳不足时，又可以用阴来生阳。阴太过了，可以补阳来制约阴；阳太过了，就用补阴来制约阳。应用于女性美容之中，中医的方法灵活多样，适应面更广。我们只需要调节人体某一方面的阴阳，使之趋于平衡，这部分自然变美了。

美有很多种，有人喜欢林黛玉的病态美，有人喜欢赵飞燕的骨感美，有人喜欢杨贵妃的丰腴美。不过，现代人更喜欢健康之美、活力之美。有的人乍一看似乎很美，定睛细看，容色是涂红抹白了的，生硬的；身材是抽脂塑身、硅胶托胸的，虚假的；精神也是倦怠的，没有向上的朝气。只有那些精力充沛、容光焕发、肌肤光泽、充满自信的女性，才是让我们百看不厌的真美女。有的女性，尽管她的五官不是特别漂亮和精致，身材也非模特般凹凸有致，但是我们总想多看她几眼，这就是俗话说的非常“养眼”，看起来让人觉得舒服。还有的女性，或许她已经年过半百，可还是神采奕奕、气度高雅。这种女性之美，就是阴阳平衡的功劳。其实，阴阳平衡追求的目标是健康、和谐。阴阳平衡在女性美的表现主要有几个方面：气血足，精力旺，容色靓，体型适，心情好。

阴阳失调是导致女性亚健康的根源

中医认为，亚健康状态就是体内阴阳失去平衡。《黄帝内经》中说“阴平阳秘，精神乃治”。阴阳平衡，精沛神足，自然也就健康了。《黄帝内经·素问·举痛论》进一步说：“怒则气上，喜则气缓，悲则气消，恐则气下……惊则气乱……思则气结……劳则耗气。”放纵人的喜、怒、悲、恐、惊、思、劳等情绪，会造成阴阳失调，会出现亚健康，会变得忧郁，很难真正平和畅快。

亚健康的女性易有诸如头晕头痛、神疲乏力、腰酸腿痛、健忘、失眠、月经不调、梦交、食欲不振、精神委靡、反应迟钝等症状。亚健康状态实质上是体内阴阳失调，如《黄帝内经》所说：“阴胜则阳病，阳胜则阴病。”禀赋薄弱、先天不足、久病疏于调理、劳累、早婚早育、房事不节等耗精伤肾，都会引起女性亚健康。肾是人体的根本，是元气的根源，肾中精气主宰着人体健康。克服亚健康状态要从肾入手，实现肾之阴阳的平衡。调和阴阳，培补肾元，益气固精，方能使身体强健，延缓衰老，保持健康的状态。

注意以下几个方面，就可以复归健康了

▌休息：保持充足的睡眠是调节亚健康最基本的方式。长期睡眠不足会造成阴阳的失衡，就会出现亚健康状况。

▌调整心态：保持良好的心情，不要过分激动、紧张、焦虑。

▌运动：每天进行有氧运动，会使身体处于最好的状态。女性朋友可以在家里做瑜伽，练养生气功，做做操或慢跑。

▌调整饮食：若感觉疲劳、无力、气虚，可用人参、黄芪、红枣、山药煲汤，能补人之元气；若感觉心虚、心慌、心累，可用百合、茯苓、桂圆、大枣熬八宝粥，或者食用小枣粥、小米粥等，能养心安神；若食欲不振，在菜食里加入党参、山楂、白术、山药、槟榔等，可消食健脾；若睡眠不好，用茯苓、百合、莲子、小枣熬粥服食，可安神；若性功能

下降，常吃狗肉、羊肉、韭菜等，可调节性功能。

女性面部痘痘也属阴阳失调

青春期的女性最注重自己的面部皮肤了，却总是被痘痘和分泌旺盛的油脂所困扰，试过很多控油、祛痘的方法，却总是这边下去，那边又起来，找不到标本兼治的方法。成年女性的成人痘更是让人防不胜防，那种又红又大又肿的痘痘突出地长在原本美丽的脸颊上，让很多职场女性苦不堪言。光子祛痘、神奇祛痘棒、祛痘膏一类的产品用了很多，还是没有作用。

为什么会出现小痘痘呢？

《黄帝内经》有一句至理名言："阴平阳秘，精神乃治。"阴不平阳不秘，人体的各种症状就出现了。人体外在的很多疾病，都是内部阴阳失去平衡的显现。皮肤也一样，脸上的小痘痘其实就是身体内部阴阳气血不调造成热毒、痰、淤这些不正常的东西诱发的。

《黄帝内经》说："汗出见湿，乃生痤痱。"粉刺属肺，由血热郁不散所致。痤痱、粉刺这些面部的小痘痘，是由于湿气太重或者是血中有郁热不能散去而造成的。

提醒较胖的女性，本身湿气较重，或是生活在潮湿的环境中，或喜欢吃肥厚油腻的食物，脾胃的阴阳就会失调而产生湿邪。脾主四肢肌肉，湿邪外发，面部汗出见湿，就会出现小痘痘。

很多女性喜欢吃辛辣的食物，食用过多则血中热郁不去，循着经脉就外发于皮肤，也会在面部产生红色的小痘痘。

小痘痘的类型

面部的小痘痘与血热、肺热、脾胃湿热困阻、肾阴不足有很大关系。

痘痘刚刚出现时，很红，有热感和痛感，过几天顶上就会出现小白点。这种痘痘初起原因是肺的阴阳失调，肺热熏蒸肌肤而诱发。多出现在夏秋，因为这个季节肺气积热过多，不易宣泄。长痘的时间稍久一点，热毒就会渗入血液，造成气血的阴阳失调，运行不畅。这时要是不好好地医治，痘痘再长久了，将导致血淤痰阻，就非常不好医治了。所以，有了小痘痘一定要及时医治，才能保证美丽的面容不受伤害。

痘痘生得久了，在脸上怎么也去不掉，颜色暗红，不热，不痛，感觉像有个疙瘩。这种痘痘起因是脾胃阴阳失调，有湿热积滞于脾胃。水湿停聚，郁久化热，湿热阻滞肌肤，毛窍闭阻，痘痘就悄然而生。

脸上反复长痘痘，痘痘不大，红肿不明显，但久而不愈，同时伴有腰膝酸软，手足心烦热等症状。这种痘痘，或因先天肾精不足，或因肾的阴阳平衡失调，或因肺胃之阴得不到补充和滋养，肺胃阴虚内热。

怎样才能少生或不生痘痘?

要注意调节阴阳，阴阳平衡了，痘痘自然无从生起。要怎么做呢?

①保持良好的生活习惯，有固定的生活规律，早睡早起。

②饮食要清淡，少吃肥腻、辛辣的食物。

③湿热较重者可多吃除湿化湿的食物。

④热重者多食清火的食物。

⑤肾虚者多吃补肾的食物。

▌清火食物和药物

推荐几种食物，如橙子、新鲜绿叶蔬菜、黄瓜、绿茶、胡萝卜。

中药可以经常服用菊花、薄荷等，也可服用中成药，如黄连上清丸、三黄片等。

▌除湿食物和药物

推荐几种食物，如薏苡仁、莲米等。

中药可以经常服用白术、藿香、佩兰、砂仁等。

▌补肾食物和药物

推荐六种最佳补肾食物：枸杞子、山药、何首乌、栗子、鲈鱼、干贝。

中药可以经常服用女贞子、黄精等。

青春痘的治疗偏方

▌每晚睡前用纯净的温水清净患部。将银杏仁切成薄片，反复擦抹患部，擦几次后就要换一片新鲜的。坚持7～10次即可见效。

▌鲜樱桃枝叶、鲜桃树枝叶各30克，鲜槐树枝叶、鲜柳树枝叶各20克，鲜猪苦胆1个。枝叶切成碎片，煎沸取汁，最后加入猪苦胆汁，熏洗患部。每日2～3次。

女性内分泌问题多属阴阳失调

肌肤恶化、脾气急躁、肥胖、不孕、乳房胀痛、乳腺增生、体毛多、早衰，这些都是女性内分泌失调的常见症状。

《黄帝内经·素问·举痛论》云："怒则气上，喜则气缓，悲则气消，恐则气下……惊则气乱……思则气结。"中医认为，"怒伤肝""喜伤心""思伤脾""忧悲伤肺""恐伤肾"，不正常的情绪会损伤五脏六腑。脏腑的阴阳失调，将导致人体气血运行失常，从而产生生理系统的各种疾病，出现上述症状。女性在月经期若气血阴阳失调，更容易患上痛经、月经失调、子宫肌瘤等疾病。

情绪对人体内的气血、津液等内分泌系统有很大影响。特别是女性雌性激素的分泌受情绪影响很大。女性有着特殊的生理、心理，有经、带、胎、产这些特殊的生理周期。现代女性在日常生活中肩负工作和家庭的双重压力，更容易受到外界环境的影响，较为敏感，情绪不稳定，会由于忧郁、急躁、怒气、思虑过度等因素扰乱气血运行，导致体内激素分泌失调。

女性为什么内分泌失调

情志不遂。情志对五脏的影响有肝气郁结、思虑伤脾、惊恐伤肾等，会导致气机逆乱、气血淤滞。女性会因此患黄褐斑、月经不调、痛经、子宫肌瘤等疾病。

劳伤脾土。饮食不节、劳倦过度、偏嗜五味，可使脾胃功能受阻而出现失调。

肾虚。先天精气亏虚，房事过度，或人到中年肾精亏耗，就会出现五心烦热、头晕耳鸣、失眠健忘、经少经闭等病症。

外感六邪。女性在月经、怀孕、生产等时期，很容易受到风、寒、暑、湿、热等病邪的侵害，导致气机失调、气血不和，出现多种女性内分泌失调症状。

调节阴阳，改善女性内分泌的简单做法

黄豆是女性的守护神。黄豆中含有大量植物雌性激素，可调节女性激素水平。

尽量不熬夜。熬夜会打乱人体的生物钟，造成气血不和。

多泡澡。泡澡能扩张血管，保持肌肤光滑细腻。

感觉不适时做自我按摩。按摩能促进血液循环，加速新陈代谢，排出体内废物，轻轻松松就能更健康。

少吃快餐。快餐中不合理的营养搭配会造成人体营养失衡，体内毒素过多，导致内分泌失调。

每天进行适当的运动。各种健身运动都可以，只要使人动起来，就会促进气血调和，令人精神健旺、心情舒畅。

女性更年期，阴阳失调在搞怪

更年期是女性一个非常重要的生理时期。到了50岁左右，女性的卵

巢功能减退，月经逐渐停止来潮。常见的症状有月经紊乱、烘热汗出、心悸失眠、烦躁易怒、头晕健忘、精神抑郁、情志异常、胸闷叹息、咽喉异物感、浮肿、大便稀溏、皮肤瘙痒等，也有人说有那种蚂蚁爬行感。

《黄帝内经》认为："女子七岁，肾气盛，齿更发长。二七而天癸至，任脉通，太冲脉盛，月事以时下，故有子……七七，任脉虚，太冲脉衰少，天癸竭，地道不通，故形坏而无子也。"女性14岁时，肾气旺盛，太冲脉中气血充足，这时就有了月经，可以生育了。到了49岁左右时人体阴阳失调，肾气虚弱，太冲脉中气血衰少，就会绝经，此时的肝肾都处于失调的状态，女性就进入了更年期。

由于女性的特殊社会地位，加上其情感丰富、细腻敏感，情绪很容易受外界影响，变化大，起伏不定。中医认为人的情绪与肝关系最大，更年期女性肾虚之后，"水不涵木"就会影响到肝的阴阳平衡。发怒、烦躁，都是肝火旺盛，肝气不畅的表现。

对付断经前后诸症（即更年期综合征），健康的心理是基础。以下有几点非常重要：规律作息，坚持锻炼；多交朋友，多参加集体活动；培养或恢复兴趣爱好；保持正常性生活。

更年期饮食方

▌更年期精神恍惚，时常悲伤欲哭、不能自持以及失眠盗汗的女性

甘麦大枣粥

做法：大枣20克，大麦、粳米各100克，甘草15克，一起煮成粥。可经常吃，空腹食用。有益气安神、宁心美肤的功效。

▌更年期恼怒忧郁、虚烦不安、健忘失眠的女性

合欢花粥

做法：合欢花鲜品100克，粳米100克，红糖适量，用慢火煮至熟透。睡前1小时温热食用。可安神解郁、活血养颜。

▌更年期精神失常、喜怒无度、食欲欠佳的女性

酸枣仁粳米粥

做法：酸枣仁50克，粳米100克。先把酸枣仁煎出味，再与粳米煮成稀粥。每日1剂，连服10日。

▌更年期心悸不宁、肢体乏力、怔忡健忘、皮肤粗糙的女性

莲子百合粳米粥

做法：莲子50克，百合30克，粳米30克，一起煮成稀粥，每天早晚服1次。

▌更年期头目昏眩、心烦易怒、经血量多、手足心热的女性

枸杞冬笋炒肉丝

做法：枸杞、冬笋各50克，瘦猪肉100克，平时炒菜食用。

▌更年期头晕目眩、饮食不香、困倦乏力的女性

枸杞桑枣汤

做法：枸杞20克，桑葚20克，红枣20克，水煎服，每日1次。

中医药剂治疗

选取补肾调肝的中成药，如同仁堂的六味地黄丸、知柏地黄丸、金匮肾气丸等，都是流传久、应用广的好药，可以选择适合自己的服用。

体育锻炼

每天坚持打太极拳、练习华佗发明的五禽戏是不错的选择。有空多做保健按摩，或者早上慢跑3公里。这些都能调节中枢神经系统和内分泌系统，改善体内代谢。

女性阴阳失调调养五步曲

女性不管在青春期还是更年期，都很容易发生阴阳失调，会出现各种疾病。不过，女性朋友只要能做到以下五步，就能使失调的阴阳恢复正常。

第一步：顺应四时

《黄帝内经》说“人与天地相应”。自然的节气随着时间的变化发生着春生、夏长、秋收、冬藏的演变。因此，人在春夏之时就要顺应自然保养阳气，秋冬之时则应保养阴气。古人有“春夏养阳，秋冬养阴”之说。这就要求人们的精神活动、作息起居、饮食等都要根据季节的变化进行适当的调节。

女性更应注重饮食起居与天地的和谐。

在起居的时间上，就是要做到春夏“晚卧早起”、秋季“早卧早起”、冬季“早卧晚起”。在饮食五味上要有规律，春要多食酸，夏要多食苦，秋要多食辛，冬要多食咸。过饱，过饥，饮食偏嗜都会伤害身体。

第二步：调节情绪

《黄帝内经》说“怒则气上，喜则气缓，悲则气消，恐则气下”，过度的情绪变化会影响人体的气机变化和生理活动，给健康带来很大的影响。

女性的很多疾病，如月经失调、乳腺癌、高血压、心脏病等，都与情绪有着密切的联系，都是因为情志的变化导致女性阴阳气血失调而形成的。保持良好的情绪是女性调养阴阳的重要一步。

调节情绪六要素：

①加强修养，用理智、冷静的态度来对待人生和处理人际关系。

②控制自己的情绪，避免大喜、大悲、大怒。

③积极参与各种社会活动，从中树立自信、调节情感、增进友谊。

④心胸要宽广，对待别人要宽容。

⑤对不好的情绪和不愉快的事情，要尽快处理并坦然处之。

⑥坚持进行养生锻炼。

第三步：调节饮食

《黄帝内经·素问》说：“饮食不节，起居不时者，阴受之……阴受之，则入五脏。”说明了饮食不节会有很严重的后果。女性的很多疾病，如肥胖、糖尿病、心血管疾病都是不良饮食习惯的恶果。

▌调节饮食的方法：

①合理分配三餐。早要好，午要饱，晚要少。

②合理的营养搭配。每天的蛋白质、脂肪和碳水化合物都要有一定的比例，各种维生素要丰富。

③不能暴饮暴食，要节制，也不能饿着。

④不吃垃圾食品。

第四步：调节阴阳平衡

“阴平阳秘，精神乃治。”阴阳平衡是人生命活力的根本，阴阳失去平衡，人就会生病、衰老。

女性阴阳平衡的指标是气血充足、精力充沛、五脏安康、容光焕发。具体地说，就是气色好、精神饱满、心情愉快、抵抗力好、能吃能睡、适应能力强。

第五步：中药调养

女性阴阳失调，就会生疾病，不管是阴虚还是阳虚，都需要用中药来调理。中医治病讲究辨证论治、整体治疗，只要知道身体哪个脏腑发生了阴阳失调，然后用药物纠正阴阳的偏盛偏衰，使之平衡，就能使身体康健、精神愉快。

气血充盈，颜面才健康

小张是单位有名的美女，天生皮肤细腻、白里透红。前不久宫外孕，手术后，面容苍白，皮肤也不润泽了，走路都很吃力。医生诊断是手术后气血不足，现在她每天按医嘱服用补血的药。

为什么手术后伤了气血，会让容颜有这么大的变化呢？

“有诸内，必形诸外”

中医认为，人体脏腑气血不足，必然表现于皮肤、颜面之上。气虚则面色无华，精神差，疲乏无力；血虚则皮肤枯燥，面色苍白或萎黄，指甲不光滑。所以女性面白无华、皮肤差很多都是气血不足导致的。

血与气是人体生命活动的物质基础，血气充盈，人体才会有充沛的精力、活跃的思维、矫健的身躯、良好的记忆力和敏捷的应变力，才能够光彩照人。少年时“血气未盛”，青年时“血气方刚”，血气的水平与人体的身体健康、精神状态有着非常密切的关系。

“血为气之母，气为血之帅”

气血是人体五脏六腑四肢重要的营养成分，也是人的精神状态的基础，血运行在脉中，营养人体内外。在中医学中，气属阳，主动，有推动、温煦、营养、固摄、调节的作用。血液的运行被认为是心气的作用，也可以说是心阳的作用。血属阴，主静，性凉，血的运行是靠气的推动和温煦作用而实现的，另外，为了保证血液按一定的脉道运行，不致逸于脉外，又需要气的固摄作用。而气又需要血的营养。血属阴，气属阳，血的宁静与气的推动、固摄之间形成了阴阳的协调平衡，这样就保证了血气的正常运行。血离不开气，气离不开血，只有气血充盈的容颜才能如水般滋润。

怎样才能让气血充盈

补养气血就是要补肺脾肾。人的气来源于三个方面：肾所藏先天之精气，肺所吸入天地之清气，脾胃所吸收之水谷精气。这三个方面是人体精、气、血的来源，所以，补气血就是要补肺脾肾。

▌补养气血的药与食物

人参：能大补元气，补肺益脾，生津安神，是最好的补气之品。

黄芪：能补气固表止汗，气虚汗多者最为适宜。

山药：能补肺脾肾三脏之气阴。既是中药，又是美食。

大枣：能补气健脾，养血安神，是生活中最常见的补养气血之品。

当归：能补血，活血，调经，是补血良药。

西洋参：能补肺降火，养胃生津，宁心安神，是阴血不足、虚烦失眠者的良药。

枸杞子：能滋肝补肾，益精明目，润肺补虚，可调节肝肾阴血虚弱。

阿胶：能补血滋阴，自古以来就是补血要品。

何首乌：既能补血益精，又能乌发生发。

气，让女人神清气爽的力量

精神倦怠，全身无力，不想说话，一动就出汗，总感到累，这些都是气虚的表现。再美的女人，若是气若游丝或经常气喘吁吁、弱不经风，人们也不会感觉她美。旺足的气是女人神清气爽、光彩照人、健康美丽的源泉。

《黄帝内经·上古天真论》曰："恬淡虚无，真气从之，精神内守，病安从来？"

中医理论认为，人体是由气、血、津液等物质构成的。气是人体的物质基础，气化运动就是人体的生命活动，所以气也是生命活动的基本物质。生命活动就是气的运动。气血充足、气机通畅，人体才能保持正常的生命活动。肺气充足，人才能正常呼吸；脾胃之气充足，才会有食欲纳谷进食；心气充足，才能使血液运行到全身各处，才能容颜如玉；肝气充足，才能有良好的情绪、开朗的心情；肾气充足，人体才能有健旺的精力。可见气在人体中有多重要。对女性美容而言，就更为重要了。

气的作用

气化过程就是物质转化和能量转化的过程。人体产生的各种变化都是气化的作用，如气、血、精、津液的新陈代谢及相互转化等。在生活中像长高、长胖、长出肌肉，都是气化作用。

人体有气才能抵御外邪。一方面，正气充足就可以保护肌表，防止细菌、病毒等外邪入侵；另一方面，生病之后，气还能与入侵的病毒等作斗争，使身体战胜疾病。

气推动血液在全身的运行，还推动津液在人体的生成、输布和排泄。所以人体最基本的运行活动都需要气的推动。

人体的热量是通过气的运动来产生的，气的运动还调节着人体的体温。气的温煦作用还保证人体各脏腑组织器官及经络有正常的生理活动，使血液和津液能够始终通畅运行。若是失去气的温煦就会出现血液凝滞和停聚，很多疾病便不请自来了。

血液能运行在脉中而不会溢出脉外，汗液、尿液、唾液正常分泌和排泄，都是气的作用。有充足的气就能防止体液流失，女性要是固摄失常就会动则出汗。

气的种类

元气是人体生命活动的原动力。元气来源于肾中的先天之精，并受后天水谷精气不断补充和培养。元气的功能是推动和促进人体的生长发育，温煦和激发各组织器官的生理活动。元气是维持人体生命活动的最基本的物质。

宗气由肺吸入的清气和脾胃运化的水谷精气相结合而生成。宗气的功能之一，是上走息道以行呼吸；功能之二，是贯注心脉以行气血。肺的呼吸功能和心脏运动血液的功能与宗气关系密切。

营气是在血脉中能营养全身的气，由脾胃中运化的后天水谷精气所化生。营气的功能是营养全身和化生血液。

卫气是具有保卫作用的气。卫气的功能包括护卫肌表，防御外邪入侵；调节控制汗孔的开合和汗液的排泄，维持体温的恒定。

补气养气之法

▌补气食物

山药：养阴补肺，益气健脾，补肾固精。用于脾气虚弱、食欲差、慢性腹泻。

栗子：补脾养胃，强肾补筋，活血止血。用于脾气虚、饮食减少、反胃、慢性腹泻。

大枣：补脾健胃，养血宁心安神。用于脾胃虚弱、饮食减少、大便稀溏，疲乏无力。

鸡肉：补脾益气，补精填髓。用于脾胃虚弱、全身疲乏、吃饭不香、慢性泄泻。

鳜鱼：补脾健胃，补益气血。用于脾胃虚弱、食欲不振。

粳米：补中益气，健脾养胃。用于脾气不足、饮食减少、大便稀溏、呕吐、腹泻。

糯米：补中益气，补肺收汗。现代常用于慢性胃炎、消化道溃疡的治疗。

扁豆：健脾化湿，清暑和中。用于脾虚湿重、饮食减少、大便稀溏、夏季暑湿、呕吐、腹泻。

豇豆：健脾胃，补肾。用于脾胃虚弱、腹泻、呕吐。

蜂蜜：润肺止咳，补脾缓急，润肠通便。用于脾胃虚弱、慢性胃痛、津亏大便秘结，现代常用于消化性溃疡的治疗。

▌补气药物

人参、党参、西洋参、黄芪、灵芝、冬虫夏草等。

应注意，补气药物的应用要从小量开始，慢慢加量，而且不能连续过久服用，平时最好用几种同类的药物相配合，像人参、黄芪、灵芝等补气作用较强之品要缓慢加量。补气食物中的主食糯米、小麦等作用温和，可以常用。补气过度产生“热象”，可用菊花、竹叶代茶饮，或多吃苦瓜、黄瓜等清热解毒之品。

女人气虚重五养

现在很多女性一听说自己气虚、血虚，马上想的就是找医生开中药赶快补气、补血。其实她们忽略了养生一个最重要的方面：所谓养生，就是要在生活中去养。只要做好了生活的方方面面，不需要服用什么药物，就能够让自己健健康康的。女性朋友气虚了该怎样调养呢？

养气的五个方面

补养元气

元气是所有气的根本，是人体生命活动的原动力，养生必须培补元气。补养元气就是要调节脏腑阴阳之气血，调畅情志使心情舒畅，调节饮食使脾胃健旺。《黄帝内经》有“春夏养阳，秋冬养阴”之说，就是要顺应四季变化进行调节，使元气充足。

固护精气

《黄帝内经·素问·金匮真言论》说：“夫精者，身之本也。”“醉以入房，以欲竭其精，故半百而衰也。”“肾为先天之本”，肾精决定人的生长、发育、衰老及至死亡的全过程，为此养气必须节欲养精。特别在性生活中，女性要注意固护精气，不能纵欲过度。性生活要有规律，应顺其自然，不能强行而为。身体虚弱时，更要注意固护精气，以免外泄。这样才能保证先天肾精的充足。

养脾胃之气

脾胃是人体气血生化之源，人体的各种气都需要脾胃的水谷精气来滋养。拥有良好的脾胃功能才能有好身体，也才能有美丽的容颜。因此，养气一定要养胃。“饮食自倍，肠胃乃伤。”暴饮暴食等不健康的饮食习惯会影响脾胃的功能，而最终影响全身的健康。

平心静气

“静则神藏，躁则神亡。”中医认为，人的健康与精神情志关系密切。人的心情愉快，在不同的时间、地点和环境下有与之相适应的精神状态，那么，人体就会健康美丽。反之，“怒则气上，喜则气缓，悲则气消，恐则气下，惊则气乱，思则气结”。过度的感情表达将伤害人体之气。因此，要善于克制自己的情绪，不要为小恩小怨而烦恼，遇事不急躁、不赌气、不发脾气，处理好人际关系，始终保持心平气和，这样才能使阴阳调和，气机通畅，益寿延年。

▌运动养真气

《黄帝内经·灵枢·根结》说：“真气稽留，邪气居之地。”真气运行通畅，人体才能不受疾病侵袭。促使真气运行的方法，一是调息运行真气，即调整呼吸；二是通过锻炼形体以促进真气运行，提高机体抗病的能力，达到健康长寿之目的。

女人血虚调养五部曲

《黄帝内经》说：“女子七岁，肾气盛，齿更发长。二七而天癸至，任脉通，太冲脉盛，月事以时下，故有子。”太冲脉盛，血液充盈，女子才能月经来潮而能生育。血对人体最重要的作用就是滋养，对女人来说则更加重要。血液充盈，女人就会面色红润，肌肤丰盈，毛发滋润有光泽，精神饱满，感觉灵敏，活动灵活。

“血能载气”，血是将气传递到全身各脏器的最好载体，血液充盈，气才能运行全身而起作用。《黄帝内经·灵枢·决气》中说：“血脱者，色白，夭然不泽。”只有血液充盈，人的肤色才能饱满红润，眼睛才能清晰地看东西。口唇红润是脾胃气血充足的表现。面色红润说明心脾功能正常、气血畅通。精血旺盛，毛发才能生长得茂盛黑泽。而血虚的人就会面色无华、口唇苍白、毛发枯泽。《黄帝内经·灵枢·寒热病》中说：“身有所伤，血出过多……四肢懈惰不收。”出血过多，气血虚弱，就会全身无力，四肢松懈而不想活动。《黄帝内经·素问·腹中论》中说：“年少时有所大脱血，若醉入房中，气竭肝伤，故月事衰少不来也。”女人要是年少时出血过多，肝血损伤，就会月经量少。《黄帝内经》中有“恶血”、“衃血”之说，气血不通畅便会导致口唇皮肤色泽晦暗，有淤斑淤点。血中有热则会出现痤疮等。

你血虚吗?

①面色萎黄或苍白，眼睑、口唇、爪甲、舌质颜色淡白。

②头晕乏力，眼花心悸，失眠多梦，健忘，两目干涩。

③手足发麻。

④大便干燥。

⑤妇女月经延期、量少色淡或闭经。

⑥舌质淡，脉细弱无力。

如果你有上述的症状，那很可能是血虚，建议到医院进行检查，并注意补血。

女人血虚重在五养

“所以得全性命者，气与血也。血气者，乃人身之根本乎！”就是说，气血是人的根本。又有“气为血之帅，血为气之母”之说。“气为血之帅”是指气能生血、气能行血和气能摄血。气旺则血充，气虚则血少；气行则血行，气滞则血淤。仅有血而无气的推动，则血凝不行，而成淤血。仅有气而无血的运载，气就无所依靠，就会涣散不收。气血既要充盈，更要流动起来。

《黄帝内经》认为动以养形，静以养神，动静结合才能“形与神俱，而尽终其天年”。《黄帝内经·素问·上古天真论》讲“动以养形”，是指运动能促使人体气血充盛、百脉通畅，能够增强人体之气，使之畅通无阻，从而提高人体抗病能力，使得机体强健而祛病延年。健身运动的方法应以“形劳而不倦”为准则。动与静必须结合，才有利于人体健康。

“静以养神”是指保持心情的宁静、专一，能使脏腑之气机谐调，真气充沛，形体强壮而无病患。《黄帝内经》明确指出“静则神藏，躁则消亡”。“静”是相对的概念，不是绝对的静止。心神宜静，是精神专一，并非是不用心神。完全不用心神，那么心神也将颓废退化。因此，心神动用适当合理，能强神健脑。若心动太过，也能引起病患。心神宜静，不是不动，而是不妄动。

人体的精神情志会影响到人体气血的运行。比如，生气的时候气血便会上冲到大脑和脸部，会出现满脸通红的现象。精神对气血的流动和运行非常重要。保持平静的心态，避免情绪的激烈变化，不要大怒、大喜、大悲。

▌调经

《黄帝内经》提到，月经的状况直接说明了女性气血是否充盈。经、孕、产、乳是女性特殊的生理，决定了女性生理“以血为主，以血为用”。女子养血贵在调经。

月经量过多的女性，最好在医生指导下进行治疗。归脾丸、乌鸡白凤丸、当归养血膏等都是养血调经的良药。

穴位按摩：三阴交是养血调经的重要穴位，位于两足内踝上3寸，胫骨内侧后缘。平时用手按压此点，使之有酸胀感。对月经不调、痛经、功能性子宫出血有良好的作用。

▌食养

女性应多吃富有造血功能以及富含维生素B12、叶酸、微量元素的食物，如乌鸡、黑芝麻、胡桃肉、龙眼肉、鸡肉、鸡蛋、猪血、猪肝、黄鳝、海参、红糖、赤豆、红枣、莲子、核桃、菠菜、胡萝卜等。

十全大补汤

做法：猪肉500克，猪肚50克，墨鱼50克，黄芪10克，肉桂3克，熟地15克，炒川芎6克，当归15克，白术10克，白芍10克，茯苓10克，党参10克，炙甘草6克，姜30克，葱、花椒各适量。黄芪、肉桂、熟地、白术、炒川芎、当归、白芍、茯苓、炙甘草、党参10味中药装入纱布袋内；猪肉、猪肚、墨鱼洗净切块后同纱布药袋放入锅内，加清水适量，放姜、黄酒、盐等。武火烧沸后，用文火煨炖，待肉熟烂食用。纱布袋捞出不用。每日早晚各吃1碗，可大补气血。

当归生姜羊肉汤

做法：当归20克，生姜15克，羊肉250克。羊肉切块，加入生姜、当归及调味品同炖。味道鲜美，是中医补血传统良方。

当归乌骨鸡汤

做法：当归、黄芪各15克放入纱布袋中与乌骨鸡煮汤。可补血虚。

当归枸杞红枣茶

当归5克，枸杞子15克，红枣15克。将三者放入锅中，加入500毫升水煮10分钟后加少许冰糖服用。制作简单，有补血调经、美容养颜的功效。

阿胶糯米粥

做法：阿胶9克（烊化）与黑糯米60克共煮粥服食，可补血虚。

补气养血粥

做法：川芎3克，红花2克，当归6克，黄芪4克，粳米100克，加鸡汤，煮粥服食，可补血养血。

▌睡养

保证充足的睡眠和充沛的精神体力，不在月经期及产褥期同房。“久视伤血”，就是说过度地用眼就会耗伤身体里的气血，也会让人气血不足。对于长时间坐在电脑前工作的职业女性和其他长期用眼工作的人，要特别注意眼睛的休息和保养。

▌动养

《黄帝内经》认为散步最好在春三月，因为春季里春阳上升，万物更新，为适应自然界的这种变化，人体要开启自身阳气，让身体从冬天藏敛的状态苏醒过来，活跃起来。散步应是在悠然自得、安闲舒适，没有任何思想负担的情况下进行的。推荐一种快走健身法，方法简单，健身效果良好：选择一个圆形的场地，先朝前快步走三圈，再倒退着走三圈，体力好的人可多走几圈。

▌经络疗法

经常做头部、面部、脚部保健按摩可以消散淤血。坚持按摩关元、气海、足三里、三阴交等穴位，对补养气血、延缓衰老有一定作用。

毛发枯与荣，气血说了算

女性若拥有一头乌黑光泽的长发，会让很多人羡慕不已。可是随着时间的流逝，头发会由黑变白。有的人年老之后依旧一头黑发，而有的人才20多岁头发就开始变白了，这是为什么呢？这都是气血足与不足的表现。

《黄帝内经·素问·五脏生成》曰："多食咸，则脉凝泣而变色；多食苦，则皮槁而毛拔；多食辛，则筋急而爪枯；多食酸，则肉胝皱而唇揭；多食甘，则骨痛而发落，此五味之所伤也。"也就是说，如果吃太多咸味的东西，就会抑制血的生发。抑制血的生发，就会使血脉逐渐凝聚，那么脸色就会变黑。吃太多苦的东西，皮肤就会枯槁，毛发就会脱落。因为肺主皮毛，苦主降。如果多吃苦味的东西，肺气就不容易宣发。肺气调不上来，就滋润不到我们的皮毛。所以，我们的皮毛就出现干枯萎缩的现象。吃太多辛辣的东西，就会燥干筋的弹性，手爪会干枯。《黄帝内经》里说得很清楚，肝在变动为握。意思是说肝病是否严重，就看身体的弹性如何。如果经脉没有弹性的话，那就说明肝有了严重的问题，所以要少吃辛味的东西。酸主收敛，大量食用酸味的东西，会使肝气生发太过而抑制脾土，使肌肉角质变厚而嘴唇外翻。甘为中土之味，土克水。由于甘味的东西是涣散的，所以多吃甘味会影响肾的收敛功能。头发是否滋润、乌黑和浓密，这些都和肾的收敛气机有关。因此，多吃甘味也会造成头发脱落。

头发就是血之余气产生的，血充盈了，头发才会好。"气为血之帅"，血的运行必须在气的推动下，上注于肺，运行于血脉之中，才能分布于全身。气血和毛发的关系非常密切，人体血气茂盛，毛发也就旺盛；血气一旦虚亏，毛发就会出现枯萎、稀少或脱落等现象。气血发生病变时，也会出现脱发、白发等疾病。肾其华在发，肺其华在毛，肝藏血，脾统血，心主血脉。人体的五脏都与气血有密切的关系。想要乌黑光泽的头发，就要补养气血；要补养气血，就要补人体的五脏。

《黄帝内经》告诉我们很多乌发黑发方法，中药、膳食都是好东西。

美发乌发中药

何首乌：有补肝益气、养血祛风、健美延年的功效。何首乌入药、做粥，常吃能使人面色红润、头发乌黑。何首乌中含有丰富的卵磷脂，是构成神经组织、细胞膜的主要成分，能促进毛发生长，因而有乌发美髯、延年益寿的功效。《开宝本草》中称其能“益血气，黑须发，悦颜色，久服长筋骨，益精髓，延年不老”。

黄芪：含有多种氨基酸、叶酸以及人体必需的各种微量元素，具有改善皮肤的营养、防止黄发和白发的作用。

当归：能行血、补血、润肤，有抗维生素E缺乏的作用，还能扩张头皮的毛细血管、促进血液循环。当归制成的中成药能滋润皮肤毛发，防止脱发，可使头发乌黑闪亮，防止黄发和白发。

枸杞：含有各种微量元素如钙、磷、铁等，还有美容必需的维生素A、B_2、维生素C，特别是维生素A和维生素C含量很高。用枸杞子的提取物进行养发，能使头发乌黑闪亮，防止脱发，对人体因维生素及微量元素缺乏而引起的白发、面色苍白、皮肤干燥等有显著疗效。此外，枸杞对秃斑也有很好的疗效。

黑芝麻：黑芝麻每百克含蛋白质19.1克，脂肪46.1克，钙780毫克，磷516毫克，铁22.7毫克，还含有维生素A、维生素D、维生素E、卵磷脂等，这些成分都是健美头发所必需的。黑芝麻还兼具补益肝肾、填补精髓、养血益气的功效，能乌须黑发、强壮筋骨、补虚生肌、健脑。黑芝麻既能美容，又能健美、强身益寿，是一种非常好的保健食品。

美发乌发食物

大麦：富含蛋白质、脂肪、糖类、钙、磷、铁、维生素B_1、维生素B_2、纤维素等，有清热消渴、益气宽中、壮血脉、养颜乌发等作用。营养丰富，易于消化，有很好的健美作用。《食疗本草》中说：“大麦久食之头发不白。”

黑大豆：富含优质植物蛋白，脂肪酸、糖类、胡萝卜素、维生素B、叶酸、黄酮类等物质，具有补肾益精、活血泽肤、美发护发的功效。其中含有的黄酮类物质是乌发美发的好东西，经常食用可使头发富有光泽和弹性。

核桃仁：富含蛋白质、脂肪、糖类、维生素B、维生素C、维生素E、锌、铁、钙、镁等，有补气益血，滋肾固精，养颜乌发等功效。《罗氏会约医镜》中有："食之令人肥健，润肌肤，乌须发，固精气。"

芡实：富含维生素C、维生素B、铁、钙、蛋白质、淀粉、脂肪等，能益肾固精、健脾理胃、美颜美发。《滇南本草》中说："益肾脏而固精，久服黑发明目。"

莲须：含有异槲皮甙、木犀草素、葡萄糖甙、槲皮素及多种维生素，有清心通肾、乌发固精等功效。《本草纲目》说它能"清心通肾，固精气，乌须发"。

海藻：自古以来，海藻类就是保养头发的佳品。从营养学的观点来看，海藻类食物含有丰富的碘，而碘又是毛发不可缺少的营养成分。

怎么用野菊花防治头发干枯、分叉？

野菊花含菊醇、野菊花内酯、氨基酸、微量元素等多种活性成分，野菊花水提物及水蒸气蒸馏法提取的蓝绿色挥发油对心血管系统有明显保护作用，能提高心输出量，增加心肌供氧量，保护缺血心肌的正常生理功能。失去水分和油脂的滋润，导致头发干枯易折断，发梢出现分叉现象；长期睡眠不足和疲劳过度、吸烟过多以及贫血低钾是其病因，可内服野菊花、外敷里菊花等防治。

取野菊花、何首乌各20克，大红枣50克，冰糖、枸杞子、生地各10克，放入壶中用开水冲泡，坚持每天饮用，有生发乌发的作用。

怎么用枸杞子来乌发？

枸杞子富含胡萝卜素、维生素A、维生素C、维生素B_1、维生素B_2及钙、磷、铁、锌、锰、亚油酸等营养成分，对造血功能有促进作用，还能抗衰老、抗突变、抗脂肪肝及降血糖，中医常常用它来治疗肝肾阴亏、腰膝酸软。枸杞子不仅可补益精气不足，还可易颜色、明目。用枸杞子泡酒，每天喝一杯，或者用枸杞子泡茶喝，能美发乌发，健身益年。

1．枸杞子用水洗净，莲子开水浸泡后去外皮、莲芯。先将莲子放在锅内煮透，再加白糖、枸杞子稍煮，拌匀出锅即可。

2．何首乌20克、枸杞子15克、红枣6枚、鸡蛋2个，煮熟后吃蛋饮汤，每日一剂，连服10～15日，可滋阴补肾，有乌须黑发的功效。

“三虚”让女人问题多多

女人都想青春永驻，容颜如孩童一样娇嫩。可是一旦过了30岁，皮肤不细腻了，面色不红润了，身材也变形了。其实，这个问题很简单，原因就是“三虚”，即气虚、血虚和肾虚，用中医理论来说，就是气血不足了，肾的阴阳两虚了。

《黄帝内经·灵枢·本脏》说：“人之血气精神者，所以奉生而周于性命者也。”气和血是人体生命的根本，人体的形和神都离不开气血的濡养，失去了气血，人就会失去生命的源泉，出现衰老的迹象。

肾藏有先天父母之精，是形体成就的根本；又受后天水谷之精的濡养，形成气，中医学把这种气称之为肾气。肾气的充足或是贫乏，对人的生长、衰老起着决定性的作用。保养肾气，是女性养生的一个根本问题。

人人都想拥有青春美丽，尽管无法制止时间前进的步伐，但是，我们可以掌握自己的气血，补养自己的先天之本——肾。气血和肾都不虚了，就能使岁月游走的步履慢下来，令青春保持得更久一些。

女性“三虚”的表现

①女性“三虚”，首先可以从颜面的气色、指甲来判定。面色淡白，没有血色，皮肤枯槁，口唇苍白无华，精神委靡，指甲没有血色、按压后很久血液才能再次充盈，这些都是气血不足的表现。长期有黑眼圈，则是肾虚的表现。

②其次从女性的例假上也能看出气血充足与否。月经量少、时间短、颜色淡，都是血虚的表现。经期提前或延后，或伴有短气倦怠、腰膝酸软，这都是气虚或肾虚的表现。

补“三虚”良方

四物汤

做法：当归、芍药、熟地黄、川芎各15克，加水3碗，取1碗。空腹热服，是补血最重要的处方。

当归枸杞茶

做法：当归5克、枸杞子15克、红枣15克。将当归、枸杞子、红枣放入锅中，倒入500毫升水，煮10分钟即可。此茶制作简单，能补血调经、美容养颜、增强免疫力。

六味地黄丸

做法：干地黄240克，山药、山茱萸各120克，泽泻、茯苓、牡丹皮各90克。制成小丸，每日服用，是补肾养颜的基础方。没有明显肾虚的女性也可长期服用。

仙人粥

做法：何首乌30～60克，粳米60克，红枣5枚，红糖少量。将何首乌煎取浓汁，与粳米、红枣同入沙锅内煮粥，粥熟时放入红糖少许以调味，再煮一会儿即可。早晚各服1次，可补气血、益肝肾。

归参鳝鱼羹

做法：当归10克，党参20克，鳝鱼500克，葱、姜、蒜、味精、食盐、料酒、酱油等。将鳝鱼剖好。当归、党参装入纱布中，与鳝鱼同入铝锅内，放入调料，加水适量，烧沸后用文火煎熬1小时即成。早晚各服1次，可大补气血。

经络——“决死生，处百病”

奇经八脉中有任督二脉，金庸笔下的人物总是在这两处打通之后才成为武林高手。很多人认为，人体经络充满奥秘，因为它们在显微镜下虽然观察不到，却又实实在在地存在着。几千年来，经络对中华民族的养生保健、医疗产生了巨大的作用。经络沟通了人体全身，经气濡养着五脏六腑。经络上有数百个穴位，刺激这些穴位便可对应作用于全身。针灸、按摩、气功、推拿、刮痧、拔罐、足疗都是按经络原理发展出来的治疗方法。

《灵枢·经别》指出："夫十二经脉者，人之所以生，病之所以成，人之所以治，病之所以起。"认为经络阻塞是疾病形成的重要原因，而疾病的痊愈则是经络畅通的结果。经络通畅，身体就健康；经络阻塞，就会生病。

《黄帝内经·灵枢·经脉》说，经络具有"决死生，处百病"的作用。在穴位上进行针灸或按摩，就可以治疗疾病。心脏病患者觉得心慌、头晕，只要按摩手臂上的内关穴就能够得到控制，这是因为内关穴能通过心包经控制心脏的活动。按摩足三里穴，胃病就能得到缓解，也是因为足三里穴有胃经经脉与胃直接联系，从而控制胃的功能。这就是经络的奇妙之处。所以，科学地运用经络养生，不但能获得健康长寿的身体，还能使人精神百倍地生活、学习和工作。

▌增强免疫力的穴位——此三穴经常按摩可增强肾气及心气。

足三里穴：膝下3寸。

涌泉穴：足底正中心凹陷处。

肾俞穴：腰部第三腰椎棘突下，命门旁开1.5寸。

▌增强食欲之穴——胃气是正气的根本，经常按此三穴可增强胃气。

足三里穴：膝下3寸。

合谷穴：手大指、食指之间。

三阴交穴：内踝上3寸。

▌抗衰老穴——此三穴经常按摩有抗衰老作用。

涌泉穴：足底正中心凹陷处。

百会穴：头顶正中。

劳宫穴：手心。

▌养心安神之穴——此三穴经常按摩可养心安神。

神门穴：在掌后，兑骨之端陷中。

三阴交穴：内踝上3寸。

劳宫穴：手心。

▌保养眼睛穴位——此三穴经常按摩可保养眼睛。

肝俞穴：背部第九胸椎棘突下，正中旁开1.5寸处。

睛明穴：眼内眦外。

四白穴：眼眶下骨凹处。

▌增强睡眠质量的穴位——此三穴经常按摩可以养心安神。

三阴交穴：内踝上3寸。

涌泉穴：足底正中心凹陷处。

神门穴：在掌后，兑骨之端陷中。

▌增强性功能穴——此三穴经常按摩可增强性功能。

曲泉穴：膝窝处。

关元穴：脐下3寸。

肾俞穴：腰部第二腰椎棘突下，命门旁开1.5寸。

循经按摩：沿经络路线进行按摩、推拿都可起保健的作用。

▌养心按摩

心经路线：①心区→咽喉→目。②心区→肺→肩内侧→手臂内侧→手掌尺侧→小指尖。经常按摩可以养心。

▌舒肝按摩

肝经路线：大拇指→足背→内踝→小腿内侧→大腿内侧→阴部→小腹→胃→肝络，常按摩可以舒肝健脑，通畅气血。

▌健脾按摩

脾经路线：下颌骨大迎穴→喉咙→下棱口角→胃→络脾。经常按摩可健胃。

▌健肺按摩

肺经路线：中焦(肚脐与膈的中点)→大肠→绕胃→肺系→咽→肩臂外侧→小臂外侧→大拇指端。经常按摩可增强肺气，预防感冒。

▌增强腰腹按摩

沿带脉(季肋下→绕腰腹一周)常按摩，可增强腰腹功能。

经气养生

应用经络健身，可通过经气的循行、贯通起到养生保健的作用。

▌交通任督经气养生

这是古代以静养生常用的方法，方法是静坐调息，排除杂念后引经气交通身前任脉及身背的督脉，从而达到调经气的作用。

▌交通十二经气养生

全身运动可交通十二经脉，华佗五禽戏及十禽戏都可增进全身经气贯通而起到养生的作用。

▌静守经穴养生

入静养生：静坐、调息，排除杂念后，把注意力集中于关元穴(任脉穴，在脐下3寸，丹田)，意守丹田，聚气于内可达到养气健体的目的。

不通则痛，痛则不通

中医有“不通则痛，痛则不通”之说，《黄帝内经·素问·举痛论》云：“寒气客于脉外则脉寒，脉寒则缩蜷，缩蜷而脉绌急，绌急则外引小络，故卒然而痛。”经络不通会造成人体全身各处的疼痛。祛除病痛就在于让经络畅通无阻。

经络是人体经脉和络脉的总称，其中经脉是主体。经脉可分为正经和奇经两类。正经有12条，即手、足三阳经和手、足三阴经，合称“十二正经”，是人体内气血运行的主要通道。

经络沟通于脏腑与体表之间，在内连属于脏腑，在外则连接筋肉、皮肤、肢节，将人体脏腑、组织、器官联结成一个有机的整体，从而使人体的各部分功能保持相对协调平衡的状态。因此，人体脏腑的病变是可以通过经络表现在身体相应部位的。

经络是气血运行的通道，病气侵入经络，导致气血运行不畅或阻塞，于是局部疼痛、肿胀、麻木以及活动障碍等症状就产生了。

畅通经络的特效止痛穿

▌治疗脸部痉挛、疼痛等面部疾病

头维穴：在头侧部发际里，位于发际点向上一指宽。头痛时用双手轻轻按摩可收良效。

百会穴：位于人体头部，头顶正中心。

▌治疗三叉神经痛

阳白穴：取穴时患者正坐，阳白穴位于面部，瞳孔直上方，离眉毛上缘约2厘米处。

▌治疗头痛，前头痛，失眠、眼疾引起的头痛等

印堂穴：取穴时正坐，印堂穴位于面部，两眉头连线中点即是。

▌治疗偏头痛、三叉神经痛等

睛明穴：位于眼部内侧，内眼角稍上方凹陷处。

太阳穴：位于头部侧面，眉梢和外眼角中间向后一横指凹陷处。

▌治疗牙痛、三叉神经痛等

迎香穴：位于面部，在鼻翼旁开约1厘米皱纹中。

下关穴：位于头部侧面，耳前一横指，颧弓下陷处，张口时隆起，闭口取穴。

人迎穴：位于颈部，前颈喉结外侧大约3厘米处。

▌治疗月经腹痛

足三里穴：膝下3寸。

三阴交穴：内踝上3寸。

▌治疗肩臂痛

肩髃穴：肩平举，肩部有两个凹陷，前部凹陷中。

天宗穴：肩胛骨冈下窝的中央。

▌治疗腰腿痛

承山穴：小腿间侧肌肉中间，按之凹陷处。

▌治疗急性腰痛

后溪穴：治急性腰扭伤的特效穴。当腰扭伤时，在脊柱两侧点揉的效果最为显著。

在经脉上敲敲打打，也可预防衰老

《黄帝内经·灵枢·经别》指出："夫十二经脉者，人之所以生，病之所以成，人之所以治，病之所以起。"

为什么女性适合敲带脉

带脉起于季胁，交会于足少阳胆经的带脉、五枢、维道穴，围绕腰腹部一周。带脉能约束全身纵行的各条经脉，以调节脉气，使之通畅，尤其可调理月经及妇科各器官功能。

做法：每天晚上睡觉前，躺在床上，用手来回敲打带脉（即身体两侧、腰边的赘肉），力度适中，以感觉舒适为准，大概50～70下即可。用敲带脉来治疗妇科病，是古时常用之法。敲带脉可缓解妇科疾病症状，还能起到瘦身的效果。

祝总骧教授的"三一二经络锻炼法"

所谓"三一二"，"三"就是每天早晚两次按摩合谷、内关和足三里三个穴位，每次按摩5分钟，按压频率约为每分钟30次，以达到酸、麻、胀感觉为有效。其原理是直接激活人体最主要的三条经络，使全身气血畅通。"一"就是一个以腹式呼吸为主的基本气功锻炼，仍旧是每天早晚两次，每次5分钟。其原理是通过静态的思想集中，调动全身尤其是腹部经络的活动，调整五脏六腑的血气运行，达到阴阳平衡。“二”就是进行以两条腿为主的自觉体育锻炼，可做下蹲、踢腿或散步，每天一次，每次5分钟。

算下来，每天只要25分钟，就能激活人体的经络而达到强身保健的作用。

经络养生十个关键点

▌拇指尖端：属手太阴肺经。按压拇指尖端有宣肺、利肺的功效。秋季经络运行到手太阴肺经，是进行呼吸系统保健的最佳时机。咳嗽时用力掐拇指尖端也很有效。

▌小指尖端：属手少阴心经。按此有利于心脏健康。胸闷、心慌、晕车时用力掐小指尖端，能迅速缓解不适症状。

▌掌中央：属手厥阴心包经。常用食指指关节挤压手掌中心可促进全身血液循环，能调理月经，对肤色改善有一定功效。

▌曲肘外侧凹陷处：属手太阳小肠经。曲手肘，按摩手肘外侧凹陷处（曲池穴）能进行小肠保健，促进营养吸收，还能治贫血。

▌肩窝：属手少阳三焦经。按压肩窝处，能调节全身体液循环、增强免疫力，还能改善头痛、耳鸣、目痛、咽喉痛等身体不适。

▌鼻翼两侧：属手阳明大肠经。用食指轻轻按压鼻翼两侧对大肠健康有益，能改善便秘及腹泻症状。

▌外眼角：属足少阳胆经。用中指指腹按压外眼角是促进眼部健康的有效方法，还有明目的效果。

▌脚底中心：属足少阴肾经。睡前按摩能提高睡眠质量，清晨按摩能让一天都有旺盛的精力。按摩时用弯曲的食指关节挤压2分钟左右。

▌大腿根部：属足厥阴肝经。摩擦大腿根部至发热，能促进肝脏造血和排毒。

▌臀横纹中央：属足太阳膀胱经。按压臀横纹中央有利于膀胱健康，可治疗痔疮、坐骨神经痛、便秘。

美容修炼十五法

《黄帝内经》十分重视形体与精神的整体调摄，提倡形神共养，动以养形，静以养神。只有动静结合才能做到“形与神俱，而尽终其天年”（《黄帝内经·素问·上古天真论》）。动以养形是指通过运动提高人体免疫力。静以养神就是保持心情的宁静、专一，使脏腑之气机协调，真气充沛，从而精神健旺。

很多人说，我不是不锻炼身体，是因为没有时间和方便的地点。其实在生活中，有很多很简单的方法也可以养生。下面给大家介绍一些古人总结出来的日常运动养生法。

▌梳发法

两手十指微屈成爪形，从头部前面向后方轻轻梳理，可以反复做。能改善头部血液循环，防治高血压，提高智力。

▌浴面法

两眼闭上，前后搓动两手掌18次，然后将两手掌面从鼻旁两侧向上按摩到前额，再向两侧分开按摩到太阳穴，最后按摩到下颌，反复浴面18次。能保持面部皮肤光泽有弹性，消除皱纹。

▌目运法

两眼睁开，眼珠慢慢地向上下、左右、远近各活动18次，再按顺时针和逆时针方向各转动18次。能提高视力，防治眼病。

▌揉鼻法

两手中指放在鼻孔两旁，轻轻揉按36次。能防治感冒、鼻炎。

▌叩齿法

先后叩上下门牙和两侧大牙48次，叩的力量要轻。能防治牙病。

▌搅舌法

口唇轻闭，将舌头放在牙齿外面、嘴唇里面，按顺时针和逆时针两个方向慢慢转动，各做18次。能防治牙周炎。

■咽津法

将口腔中唾液慢慢吞咽到胃肠小腹。能帮助消化。

■抬头法

头部由前向后慢慢抬起，反复做18次。能防治颈椎病。

■弹耳法

将两手掌心捂住两侧外耳道，轻轻抬起放下。可防治鼓膜内陷及耳病。

■揉腹法

两手掌心重叠放在肚脐上，先按顺时针方向揉腹12次，再逆时针方向大范围揉腹12次。能防治肝、胆、胃、肠诸病。（注意：便秘宜顺时针摩腹，腹泻宜逆时针摩腹。）

■转腰法

将两手掌轻轻放在两侧腰部的肾俞穴上，慢慢地向顺时针和逆时针方向各旋转6次，然后再向左侧和右侧各转腰6次。能防治腰椎病、腰肌劳损。

■提肛法

吸气时慢慢地收腹提肛，呼气时慢慢地鼓腹松肛，这样反复做18次。能防治痔疮、大小便失禁。

■摇肩法

两手臂由前后上下各摇动18次。能防治肩周炎。

■蹲膝法

两膝稍屈，再伸直，上下反复做18次。能防治关节炎，增强下肢肌力。

■颠跟法

两脚跟慢慢踮起后保持一会儿，反复做18次，站立、坐着时都可做。能增强体力。

第二章《黄帝内经》日常养生大智慧

《黄帝内经》中的养生智慧讲究从生活中最小的事情做起，让生活中的点点滴滴都成为养生之法。涓涓细流汇成大海，日常生活中坚持做好每一件与养生有关的小事，慢慢地，就会发现原来简单的方法也能让你如此美丽。

心情愉悦，让人神情自如

做美容的时候，美容师常常会告诉你："平时不要生气，那会让你面部的皮肤容易产生皱纹。只有保持愉快的心情，人才显得年轻，皮肤才会好。"其实，这是美容的一个重要常识。

在中世纪，享有"医学之王"美誉的伊朗医学家西拿曾做过一个实验：他给两只公羊同样的食物，却把它们分别置于不同的地方——一只拴在没有危险的草坪上，而另一只则被关在狼群的隔壁房间里。与狼为邻的羊整日提心吊胆，精神高度紧张，不久就死了；而在草坪上的羊却生活得很好。这个实验说明情绪对健康和生命的影响是很大的。情绪，是人对客观事物所持态度而产生的一切主观体验，它能影响人的全部精神活动。愉悦的心情使人身体健康，健康也会使人愉快地面对生活。现代医学研究表明，癌症、高血压、溃疡病、冠心病、神经官能症、糖尿病，以及偏头痛、哮喘等疾病都与不好的情绪状态有着紧密的关系。

身处错综复杂的社会，不会事事顺心，重要的是要学会调节情绪，保持愉悦的心情，悠然自如才能处理好遇到的各种事情。《黄帝内经》中说："余知百病生于气也，怒则气上，喜则气缓，悲则气消，恐则气下，寒则气收，炅则气泄，惊则气乱，劳则气耗，思则气结。"

七情，喜、怒、忧、思、悲、恐、惊七种情志变化，是机体的精神状态。七情是人体对外界的事件、人物、情况的不同反应。正常的七情是不会使人出现疾病的，但是突然的、强烈的或持久的不正常的情志，一旦超过了人体能承受的范围，就会使人体气机紊乱、脏腑阴阳气血失调，从而导致疾病的发生。

"人有五脏化五气，以生喜怒思忧恐"，"怒则伤肝，喜则伤心，思则伤脾，忧则伤肺，恐则伤肾"。人体五脏失调会引起不同情绪反应；反之，情绪失调又会损伤五脏的功能而引发疾病。《黄帝内经》说："恬淡虚无，真气从之，精神内守，病安从来。"保持恬静和谐的精神状态，会少得病、不得病，保持身体健康。

中医调养情绪

▌传统中草药处方

甘麦大枣汤

有常悲伤欲哭、精神恍惚、不能自主、烦躁等症的女性，为肝血亏虚之象。甘麦大枣汤对此有奇效。

做法：浮小麦100克，大枣10枚，炙甘草10克。水煮炙甘草，取其汁再煮小麦、大枣，先用武火煮，沸后用文火煨至小麦烂熟成稀粥即可。

逍遥丸

针对两胁下胀痛、嗳气或恶心呕吐、食欲减少、精神抑郁、急躁易怒、精神疲倦，时有低热时冷、头晕目眩等，属于肝郁、血虚、脾弱所引起。

处方：柴胡、当归、白芍、白术（炒）、茯苓、薄荷、生姜、甘草（炙）等。药店有成药，可购买服用。

▌针灸推拿

头部穴位：四神冲穴、神庭穴、风池穴、安眠穴，拇指按揉，每组穴位按摩5分钟。还可用指腹沿胸锁乳突肌从上至下轻柔按摩，每日数次。

腹部穴位：中脘穴、天枢穴、气海穴、关元穴。可以用掌揉，每个穴位按摩5分钟。

腰背穴位：背俞穴。可以掌揉、点穴或者拔罐，每次约5分钟。

四肢穴位：外关穴、合谷穴、足三里穴、阴陵泉穴。大拇指按揉，每个穴位按摩5分钟。

足部反射区：包括大脑、小脑、垂体、肝、心、肾、甲状腺等反射区。拇指按揉每个穴位3分钟左右。

心平气和，才是养生之道

《黄帝内经》指出：“怒伤肝，悲胜怒；喜伤心，恐胜喜；思伤脾，怒胜思；忧伤肺，喜胜忧；恐伤肺，怒胜恐。”

现代人养生要做到当喜则喜、当怒则怒，但是不可过度，过度就会有损健康。适当的喜，能“气和志达，荣卫通利”，可以消除因忧思所造成的“气机结滞”。但狂喜过度，就会“暴喜伤阳，乐极生悲”。常常有人因为大喜若狂，冲昏头脑，酿成不良后果，甚至导致猝死。有悲伤之事，如果大哭一场，就会发泄出来。但是悲伤过度，就会造成生理功能紊乱，心跳不规则，严重者可以致病或昏厥。

人的情绪要控制在正常的范围之内，保持状态平和。情绪过了头，心理就会失衡，阴阳则会失调，疾病就不请自来了。消极的情绪，如抑郁、焦虑、忧愁、悲伤、惊恐、怨恨、愤怒、委屈、嫉妒等，在生活中应尽量避免。

怎么才能做到心平气和呢？可以学学古人是怎么控制“七情”的。

▌养生要“控怒”

《内经·素问》说“怒伤肝”“百病生于气”“怒则气上”。古往今来，很多长寿之人养生的第一步就是要做到宽容大度，遇事不怒。

▌养生要“戒躁”

急躁可以导致愤怒、忧愁、悲哀。中医理论认为，一个人思想上安定祥和、没有贪欲，体内的真气就会和顺，精神内守而不耗散，外界的邪气就不能侵犯人体。

当一个人焦躁难耐时，心理失控，削弱了人体的免疫功能，疾病便乘虚而入。所以，身体弱、抵抗力差的人更应戒躁。

心情不好的时候，可选择淋浴，因为人在淋浴时会产生一种阴离子，会让人好似炎夏时在山泉边一样心旷神怡。

▌养生要“克悲”

春秋时伍子胥过文昭关，一夜之间发眉皆白。悲伤过度真能导致如此大的变化吗？中医的情绪养生告诉我们，若不懂得克悲和节哀，过度伤痛真的会使人早衰或早逝。悲伤时，不要独自咽泪，应当学会寻求安慰来避免对身体的影响。

▌养生要“消愁”

古人曰：“衣食足则形乐而外实，思虑多则志苦而内虚。”这是告诫人们遇到忧愁之事时应当保持情绪的稳定，不要杞人忧天，操心过度，心胸要开阔。“一笑失百忧”，经常看看喜剧片，听听轻音乐，逛逛公园，转移思虑，忘却愁事，用开朗、乐观的态度消解愁怀。何以解忧？唯宽心也。

睡眠养生法

我国有20%～30%的人患有不同程度的失眠，其中1/3的人属于重度失眠。不过，大多数人尚不知晓失眠的危害有多严重！《黄帝内经》早就指出，天有四时，人的睡眠应该符合四季阴阳消长的规律。《内经·灵枢·营卫生会》说：“日入阳尽而阴受气矣，夜半而大会，万民皆卧，命曰合阴，平旦阴尽而阳受气，如是无已，与天地同纪。”《黄帝内经·灵枢·口问》解释道：夜半“阳气尽，阴气盛，则目瞑”，白昼“阴气尽而阳气盛，则寤矣”。

生活有节律是人保持健康的根本。以《黄帝内经》为代表的中医理论认为，通过安排起居、调养精神，使人体的阴阳之气与自然界的阴阳之气升降规律和四季阴阳的消长规律保持一致，才能起到保养精气、益寿延年的作用。女性只有睡眠充足，才能气血充盈。

失眠对人体有哪些危害？

①免疫力下降，出现头昏、头痛、精神不振、食欲下降、记忆力减退等症状。

②失眠是青春容颜的天敌，经常失眠者的衰老速度是正常人的2.5~3倍。

③长期睡眠不足4小时者，寿命将会比正常睡眠者缩短1/3。

④持续失眠容易引起高血压、高血糖、高血脂，即“三高”，导致心脑血管疾病的发生。

⑤失眠容易造成内分泌失调，严重影响女性心理和生理健康，特别是对更年期的女性危害更为严重。

⑥失眠可导致注意力不集中，工作能力下降，事故发生率上升。

睡前十忌

①忌睡前进食。进食会增加肠胃的负担，影响睡眠。

②忌睡前用脑。睡前想事，大脑会处于兴奋状态，难以入睡，易导致失眠。

③忌睡前激动。睡前激动会引起神经中枢的兴奋和紊乱，特别忌讳大动肝火。

④忌睡前说话。俗话说“食不言，觉不语”，卧躺时过多说话会使人精神兴奋。

⑤忌掩面而睡。睡时掩住面部会引起呼吸困难，甚至缺氧，影响身体健康。

⑥忌张口而睡。睡时张口呼吸，冷空气和灰尘没经鼻腔过滤，直接被吸入肺部，会引起口腔及肺部炎症，胃也会着凉。

⑦忌当风而睡。睡眠时人的抵抗力降低，容易引起中风或伤寒，所以在睡眠时注意保暖，不可让风直吹身体。

⑧忌对炉而睡。对炉而睡会使人过热，容易引起疮疖等病症。

⑨忌睡前饮茶、饮酒、饮咖啡。茶含有咖啡碱，咖啡含有咖啡因，酒含有酒精，都会使人兴奋莫名，不易入睡。

⑩忌睡前过度娱乐。睡前过度娱乐也使人的神经系统兴奋、紧张，以致乐而不眠。

诱发失眠的因素有哪些

饮酒：饮酒后虽然容易入睡，但睡得并不踏实。

晚餐过饱：晚餐吃得太晚或太饱，胃肠活动频繁，夜间难入睡。

睡前情绪激动：睡时有心事，入睡时大脑就会兴奋，导致失眠和多梦。

睡前喝水过多：睡前喝水或吃西瓜、稀粥等含水较多的食物，膀胱充盈，频频上厕所，自然难以安睡。

床铺被褥不舒适、光线太亮、清洁条件差、通风不好、周围环境很吵闹等，都可能导致失眠。

夜间睡不着，白天补觉，再到夜晚又会难以入睡。

睡眠养生六法

▌按时上床就寝。人体有生物钟，所以生活起居要有规律。午睡在下午1～3点最好，夜间最好10～11点上床睡觉，这样安排睡眠比较符合生理规律。

▌睡眠姿势要正确。睡眠要“卧如弓”，右侧卧最好，有利于肌肉组织松弛，消除疲劳，帮助胃内食物向十二指肠方向运动，避免心脏受压。

▌选择合适的床铺和被褥。最好选择木板床。被褥要柔软、平坦、厚薄适中，过厚会生热，过薄则会受寒，都会降低人的睡眠质量。

▌选择合适睡“枕”。使用中药填充枕头是治疗失眠很有效的方法，但必须辨证使用。

头痛目赤、肝火上炎者，宜选用菊花药枕。

心神不定、夜寐不宁者，宜选灯芯药枕。

血压升高、面色潮红者，可选用夏枯草药枕。

夏季睡绿豆药枕，冬季睡肉桂药枕。

▌合理饮食。空腹或暴饮暴食均会影响睡眠。睡前喝些牛奶、吃面条或蔬菜，可放松肌肉、镇静安眠。含镁较高的食物如香蕉、茄子、燕麦片、西红柿及芹菜等也有助于睡眠。

▌睡前暖足。一是睡前用热水浴足，使血液下行，减轻脑部充血，有利于入睡；二是按摩足底涌泉穴，能宁心安神，有利于睡眠；三是睡前双足要保持一定温度，不要受凉。

美丽是睡出来的

我有一位朋友，她的工作时间很不规律，经常加班到很晚，熬夜再困，为了工作还是要硬撑着不睡。久而久之，即使不加班时她也深夜难眠了，在床上翻来覆去，就是不能安然入睡。晚上睡不好，白天精神差，不仅影响了工作，就连皮肤也没有以前那么红润亮泽了。为此她非常苦恼。我们开玩笑说，还没有嫁人，怎么就成黄脸婆了啦。笑话归笑话，作为医生，我还是给了她很多忠告。

睡眠不足会导致女性皮肤干燥缺水，漂亮的脸蛋便像凋零的玫瑰一样枯萎下去；沉积的色素让黑眼圈和眼袋彻底“爱”上你；油脂分泌过多会让你每天都忙着战“痘”；皮肤老化、粗糙黯淡，不得不用厚厚的粉底来遮掩。然而，哪个女人不想拥有婴儿般柔滑的肌肤呢？这就要求睡眠保质保量。请记住：美丽是睡出来的，良好的睡眠比任何化妆品都能更有效地保障最自然的美丽。

《黄帝内经》说：“卫气不得入于阴，常留于阳，则阴气虚，故目不瞑。”我们所说的失眠在《黄帝内经》中称为“不得卧”“目不瞑”。《黄帝内经》里讲，人的睡眠由心神控制。情志失常、过劳过思等因素都可能导致心神不安、神不守舍、阳不入阴，不能由动转静进入睡眠状态，这就是失眠。

“胃不和则卧不安”。“不和”是指阴阳失调，脏腑的运化失调。胃主受纳，其气宜降。如果胃的功能失调，胃气失于和降，上逆扰动心神，导致失眠。因此晚餐不宜吃得过饱，宜吃一些清淡的食物。睡前可吃一些养心阴、益睡眠的食物，如蜂蜜、牛奶、大枣等。

“顺四时而适寒暑”。《黄帝内经》的“天人合一”理论充分体现了人与自然的和谐。天有四时，人睡眠也应该顺应四季阴阳消长的规律。一般在春夏应晚睡早起，秋季要早睡早起，冬季则早睡晚起。

很多女性朋友以为睡得越多越好，其实是误解了“睡美人”的说法。“久卧伤气”，中医认为睡眠应适可而止，过度的睡眠容易出现气虚的症状，如精神委靡不振、身倦乏力、吃饭不香、心悸、气短等。

如何缓解和治疗睡眠不好呢？这里推荐以下几种中医传统调养法。

传统药粥

①神经衰弱、心悸、失眠、多梦、黑眼圈者

酸枣仁粥

做法：将酸枣仁50克捣碎后取汁，用粳米100克加汁煮成粥。每晚睡前食用，可养心、安神、敛汗。

②睡眠不熟，半夜易惊醒者

小米莲子百合粥

做法：小米100克，莲子、百合各10克，用适量的水熬成粥食用。小米粥本身就有促进睡眠的作用，莲子、百合更能宁心安神，熬出来的粥口感清淡、香甜，又能养心安神，是睡眠不好的调养佳品。

③有神志不宁、失眠多梦、心烦易躁、心悸气短、多汗等症者。

百麦安神饮

做法：小麦、百合各50克，莲子肉、首乌藤各20克，大枣2个，甘草6克。把上述各物分别洗净，浸泡半小时，加水1000毫升，烧开后用小火煮30分钟。连炖两次，取汁，随时皆可饮用。有益气养阴、清热安神之功效。

▌推拿按摩

推拿按摩是促进睡眠非常有效的方法，也是中医最有特色的治疗。每天睡前按摩按摩，不用吃药也可以睡得香。

头部穴位：印堂、神庭、睛明、太阳、风池等。用拇指按揉，每个穴位按摩3～5分钟。还可用手梳头，就是以双手指腹，从头前发际起，边紧贴头皮边向后推进行按摩。

腹部穴位：中脘、气海、关元、天枢等。每晚入睡前仰卧床上，用右手按顺时针方向绕脐稍加用力揉腹，一边揉一边心中计数，共揉88次；然后再换用左手逆时针方向同样绕脐揉88次。

四肢穴位：内关、大陵、神门、足三里、丰隆、三阴交等。用左右手大拇指按揉对侧穴位3～5分钟。另外，睡前应用热水泡脚，左右手按揉对侧足涌泉穴。

足部反射区：选肾、肾上腺、垂体、心、肝、甲状旁腺、额窦、大脑、小脑、失眠点等足部反射区，用拇指按揉每个穴位3～5分钟。

▌中医调心

保持愉快的心情，经常想些高兴的事情。生活中磕磕绊绊是难免的，总会过去的，不要让那些困难成为你快乐的绊脚石，甚至成为你生活的主要内容。

尽量使自己的作息有规律，避免熬夜，更不要日夜颠倒。坚持“睡眠至上”，因为它能让你轻轻松松变漂亮。

▌日常生活小贴士

①美容觉的最佳时间是晚10点至次日凌晨2点，实在要加班的，午夜12点之前一定要休息。

②睡前冲个热水澡，清清爽爽地去见周公。

③晚餐尽量不要吃油腻或辛辣的食物，这样还可以减肥。

④每天坚持适量的运动，时间不需太长，运动量也不必过大，重在坚持。适量运动有利于入睡。

⑤拒绝烟酒，少喝咖啡，不仅是为了拥有一个良好的睡眠，还是为了拥有健康美丽的身体。

闺中房事，神秘养生法

《素女经》中记载，黄帝得到女娲传授房中术，以其法养生，得以长生不老。

《黄帝内经·素问·上古天真论》说："以欲竭其精，以耗散其真……故半百而衰也。"《玉房秘诀》中也说："男女相成，犹天地相生，天地得交会之道，故无终竟之限。人失交接之道，故有夭折之渐，能避渐伤之一而得阴阳之道也。"性生活要合乎自然之道，这也是养生延寿的重要内容。

中国古代哲学认为，人与天地相应，男女、阴阳、天地统成一体，男女性爱的核心就是所谓的阴阳之道。性爱对人体健康有着重要的作用，特别对女性，美好而适度的性生活能让女性容光焕发、青春长驻。性生活过少或性生活过度的女性，娇容丽色逝去更快。

房事不节，一是指房事不节制，纵欲无度；二是指不懂宜忌，不谨慎。房事不节、劳倦内伤是导致很多疾病的重要原因。失精过度，或方法不当，违反禁忌，都会耗伤精气而致正气虚损，百病丛生。

房事过度的常见表现

①腰膝酸软，头晕耳鸣，健忘乏力，面色晦暗，小便频数。

②女子月经不调、宫冷带下。

③直接、间接引起其他疾病，生病时会反复发作，加重病情。

中医的房事养生之道

▌欲不可绝

《孟子·告子上》说："食色性也。"性是人的自然本能，性欲和食欲一样是人的最基本要求，切不可压抑自己的性欲。

▌欲不可早

古人认为，年少之人，身体尚未充实，自制力很差，这时过早体验性生活，不能控制自己，极易遗泄无度，损伤阴精，出现疾病和早衰，所以应该要到一定的年龄才能婚配。反对早婚，要重视早欲的危害。

▌欲不可强

性事在男女双方精神都很愉悦、体力都很充沛的时候进行最好。在过度疲劳或心情不好的时候强行房事，就会生出许多疾病，从而影响寿命。性事在两情相悦时进行才有养身延年的功效。

▌欲不可纵

中医认为，性事既不可无，也不能放纵，适度的交合能够防病健身，延年益寿；贪情纵欲则会耗伤肾精，早衰损寿。医经说“房中之事能生人，能煞人。譬如水火，知用之者，可以养生，不能用之者，立可尸矣”，就是这个道理。

▌欲有所避

①避醉

醉酒之后，阳气妄动，性欲亢盛。醉时行房，人往往不能控制自己，不但会使阴精暗耗，还很容易引起性器官的损伤。

②女性避经胎产乳期

古人早就认识到女性对性事有更多的避忌。经期妇女应禁止房事，如孙思邈所说：“妇人月事未绝而与交合，令人成病。”怀孕、生产、哺乳期间更要禁同房，否则会影响下一代的健康。

③避患病之时

患病之时，人体气血阴阳平衡失调，此时应以静养、固护正气最为重要。古人说“服药千朝，不如独宿一宵”，此时强力行房，必然会耗伤正气，加重病情，也会相互传染疾病。要是此时行房后受孕，不利于优生。

④避饱食行房

饱食后行房，不但影响脾胃消化，行房的感受也会大大降低，严重的还会影响夫妻感情。

⑤避恶劣气候和不良环境下行房

人与天地相应，性事也要重视人与自然界的关系。要根据春生、夏长、秋收、冬藏的自然规律安排性事，避开恶劣的气候。《素女经》中说，在月亮的晦朔弦望，以及大风、大雨、雷电霹雳、大寒大暑、地震等恶劣环境下不可行房。这些恶劣的环境已超出了人体调节的限度，会使人恐惧不安，导致阴阳平衡失调、脏腑功能紊乱，疾病丛生。

房事养生四要诀

嬉：在交合前男女要培养感情，全身放松，两情相悦，爱抚亲吻，相互嬉戏。

静：在交合前心情要平静，排除杂念，不要急于进入。

缓：进入后要从容不迫，缓慢抽动，古人有“九浅一深”等主张。

采：同房时要学会采气，讲究呼吸吐纳等。

“七损八益”让女性在性爱中养颜健身

邻居小刘30多岁了，今年才结婚。小刘婚前的皮肤不好，面色也差。婚后才几个月，她的面色变得娇艳了，皮肤也透出亮彩来。大家都说，小刘得到爱的滋润了。美妙的性爱可以让女人发生巨大的变化，由内自外闪耀美丽。

《黄帝内经》产生的时代已经形成了“七损八益”的房事养生之道。“七损八益”是古人在交合时遵循的法则，同样也适用于现代人。对于普通人来说，只要注意“七损八益”，性生活就能愉悦情致，增强夫妻感情。同时女性能在性爱中达到美容养颜的功效，益寿延年。

《黄帝内经》指出：“能知七损八益，则二者（阴阳）可调，不知用此，则早衰之节也……”却未详细说明“七损八益”的内容。直到长沙马王堆汉墓出土的《天下至道谈》中才有了“七损”“八益”房中养生术的具体内容。所谓七损，是指性生活中七种有损人体健康长寿之事；所谓八益，就是指性生活有益于人体身心康寿的八种做法。

▍七损

①闭，是指性交时阴茎或阴户疼痛，精道不通，甚至无精可泄，或因动作粗暴、鲁莽而产生疼痛。

②泄，是指性交时大汗淋漓不止，精气走泄。

③竭，是指性生活无节制，纵欲无度，气血耗竭。

④匆，是指虽然有强烈的性欲冲动，却因阳痿不举而不能进行。

⑤烦，是指性交时呼吸喘促，心中烦乱不安。

⑥绝，是指女方没有性欲时，而男方要强行性交，这样有损双方，特别对女方的身心健康非常不利，犹如陷入绝境。

⑦费，交合时过于急速，既不充分欢悦，于身体又无补益，徒然浪费精力。

▍八益

①治气。早晨起床后，盘膝而坐，挺胸直腰，放松肛门的肌肉，连续做提肛运动，并用意念使体内之气下行，是为治气。

②致沫，即致其津液。方法是呼吸新鲜空气，舌下多含津液，不时吞服下去，这样可以滋补身体；还可以蹲马步状，伸直脊背，收缩肛门，通精气，促使阴液不断产生。

③知时，即要掌握最适宜的交接时机。性交前，男女要互相爱抚嬉戏，做到情绪轻松、精神愉快，等到双方都有了很强烈的性欲时再性交。

④蓄气，即蓄养精气。性交时要放松脊背，收缩肛门，让精气下行，并强忍着精液不泄最好。

⑤和沫，即调和阴液。行房过程中不能急躁，不能过快，阴茎抽送时最好是轻柔舒缓，以激发女方的性兴奋，等到阴液充足时性交最好。

⑥积气。行房过程中，可在适当时候中断片刻，平息一下精神，以便积蓄一定的精气再继续。

⑦持赢，即保持盈满。行房接近结束时男子就不要再抽动了，而要放松脊背，做深呼吸，吸入自然界的清气，然后用意念引清气下行，平静地等待女方性高潮的到来。可以保持精气充盈，做到不伤元气。

⑧定顷，即要有节制。两性交合时，男子性高潮出现时射出精液，应在还

没有完全委软时就要抽出阴茎，离开女方的身体。

咽口水，最简单的养生动作

有一位50多岁的病人，长期便血，去了很多医院，花了很多钱，结果什么问题都没查出来，病情反而更加严重，加上心理压力很大，身体也变得虚弱不堪，走路都很困难。后来经我的老师诊治，发现她口腔爱上火，下半身又常感到冷，便诊断为“上盛下虚”。这是由于体内的津液不能正常升降造成的，所以要让津液下降。于是告知她首先必须静心，再以“赤龙搅天池”之法进行治疗，也就是每天咽口水。一年之后，她的病就痊瘉了。

《黄帝内经》说“脾为涎，肾为唾”，“肾为先天之本，脾为后天之本”。唾液来自于脾和肾这两个人体的先后天之本，是人体津液中重要的部分。唾液反映了人体精气的充盈与否，保持唾液的充足和流动对养生有着重要的意义。

唾液，中医又称“津液”、“甘露”、“金津玉液”、“玉泉”、“天河水”等，是十分宝贵的液体营养物质，能湿润和稀释溶解食物，帮助胃的消化吸收，还能杀灭进入口腔内的很多细菌。

中医养生学对唾液尤为重视，并能根据唾液的情况来判断健康的状况，认为唾液充盈者体质强健。

唾液对人体养生有八种功能

①冲洗作用。能冲洗口腔内的食物残渣，保持口腔的清洁卫生。

②润滑作用。唾液中含有黏液素，可使口腔润滑而柔软。

③止血作用。唾液能促进血液凝固，可帮助止血。

④稀释作用。当刺激性物质进入口腔时，唾液分泌会增加，稀释有害物

质，便于吐出或咽下。

⑤抗菌作用。唾液中的成分能产生一定的抗菌作用，可以防止口腔、咽喉和牙龈的炎症。

⑥治伤作用。唾液中有一种生长素，能显著缩短伤口愈合时间。

⑦消化作用。唾液中含有大量的淀粉酶，能把淀粉水解为麦芽糖，使之容易被吸收。

⑧抗衰老作用。唾液中含有一种能使人保持年轻的“唾液腮腺激素”，有使人聪明、齿坚、肌肉强健、抗衰老的作用。

“赤龙搅天池”——古老的咽唾液养生之法

“赤龙搅天池”，李时珍把这种方法叫做“清水灌灵根”。明代的名医龚居中解释说：“津即咽下，在心化血，在肝明目，在脾养神，在肺助气，在肾生精，自然百骸调畅，诸病不生。”

用舌在口腔内搅动，等到口内满是唾液时，便分三次将唾液咽下，并用意念将其送至丹田。这个方法简便易行，任何时间都可以做，不用花一分钱就能加强人体五脏的功能，既能养生，又能治病。

健康排毒，做个无毒女人

排毒养颜胶囊让许多女性爱不释手，它是中药排毒，有的人服用后效果还不错，但停药之后就不行了，这是为什么呢？

中医健康排毒的方法很多，每位女性朋友都有适合自己的方法，排毒养颜胶囊只是其中一种，并不适用于所有人。真正做到健康排毒，必须得从古老的中医典籍中寻找答案。

“通则不病，病则不能”

人体内常会蓄积各种毒素，关键在于如何保持体内气血的通畅，使之发挥良好的排毒作用。阴平阳秘，气血调和，五脏功能调理正常了，就有利于化解、中和体内外产生的多种毒素，避免多种疾病的发生。

“有诸内必形之外”

人体在健康的生理状态时，气血津液充盈与脏腑功能协调正常，容颜光明润泽，皮肤细腻红润。一旦人体内毒素蓄积，气血不畅，气血津液不能滋养皮肤，就会产生诸如痤疮、色斑、皮肤干燥、缺乏弹性等多种问题。

皮肤的健康与否反映着机体的健康，全身健康状况不好，皮肤当然也不会好。精神委靡不振的人，大都形容枯槁、面目晦暗。只有做到全身气血充盈，恢复机体的阴阳平衡，才能达到排除毒素，养颜美容的目的。

为什么皮肤上的痘痘用外用药总是不能彻底治好呢？

面部皮肤上的各种疾病，其实都是“毒”在作怪。很多女性发现脸上长痘痘了，急忙去买化学护肤品擦抹，却总不见好。为什么会这样呢？

毒素蓄积在人体内部而不在脸上，身体内部的毒素没有排出，脸上的痘痘怎么能好呢？保持皮肤的美丽，就要先排出体内的毒素。中医在排毒方面比西医有更大的优势。中医排毒以健康、自然、绿色为主旨。

排毒养颜食物

▌黄瓜：厨房里的美容剂

黄瓜富含蛋白质、糖类、多种维生素和微量元素，同时还含有丙醇二酸、葫芦素、柔软的细纤维等成分，是难得的排毒养颜食品。黄瓜所含的黄瓜酸，能促进人体的新陈代谢。黄瓜还有清热解毒、生津止渴的功效。黄瓜中的维生素C的含量比西瓜高五倍，能美白肌肤，保持肌肤弹性，防止黑色素的形成。

▌黑木耳：保健常吃黑木耳

古书记载，黑木耳“益气不饥，轻身强志”，被誉为“素中之荤”。黑木耳含有一种植物胶质，有较强的吸附力，能将残留在人体消化系统的杂质吸附走，然后排出体外，这样就达到排毒清胃的目的了。

▍蜂蜜：自古就是滋补强身、排毒养颜的佳品

蜂蜜有润肺止咳、润肠通便等功效。现代医学研究证明，常吃蜂蜜能达到排出毒素、美容养颜的效果。

▍茶叶：有清热除烦、消食化积、清利减肥、通利小便的作用

古书记载："神农尝百草，一日遇七十二毒，得茶而解之。"现代医学研究表明，茶叶中富含茶多酚，是一种天然抗氧化剂，可清除氧自由基，能够保健强身和延缓衰老。

▍胡萝卜：有养血排毒、健脾和胃的功效，素有"土人参"之称

胡萝卜富含糖类、脂肪、挥发油，还有维生素A、维生素B_1等多种维生素和微量元素。现代医学已经证明，胡萝卜是有效的解毒食物。

▍珍珠粉：有提高人体免疫力之效

内服珍珠粉可有效补钙和补充微量元素，能清热解毒，镇惊安神，以内养外。珍珠粉排毒养颜，是非常好的美容佳品。

▍冬菇：有益气健脾、解毒润燥等功效

冬菇含有谷氨酸等18种氨基酸，以及30多种酶、多种维生素、葡萄糖、尼克酸、铁、磷、钙等成分，对排除体内毒素很有益。

▍其他还有鲜果、鲜菜汁、海带、绿豆汤、猪血汤等都能排毒

排毒套餐

起床后喝一大杯白水或一杯鲜果汁或一杯蜂蜜水。

早餐：一大碟蔬菜或新鲜水果。

餐后：两个杏仁和核桃。

午餐：蔬菜沙拉或海带汤。

下午：可吃少许干果或果仁。

晚餐：绿豆汤或绿豆稀饭，蔬菜沙拉。

睡前：一杯脱脂牛奶。

第三章《黄帝内经》四季养生之道

“春天养生，夏天养长，秋天养收，冬天养藏。”《黄帝内经》指出了养生与自然变化的紧密联系。人与天地深深地融合在一起，我们的身体也随着四季的变迁而发生变化。只有适应自然变化，用《内经》的四季养生方法来调养身体，才能真正做到益寿延年、内外兼修。

春天，该如何养生

一到春天，很多女性就会流鼻涕、打喷嚏、咳嗽，还有人全身会长出很多的疹子。《内经·素问·四气调神大论》曰：“春三月，此谓发陈，天地俱生，万物以荣。夜卧早起，广步于庭，被发缓行，以使志生。生而勿杀，予而勿夺，赏而勿罚，此春气之应，养生之道也。逆之则伤肝，夏为寒变，奉长者少。”

春天阴消阳长，自然界阳气开始生发，阴气减少。“天地俱生，万物以荣。”天为阳，地为阴，阴阳之气都生发起来了，万物开始生长发育。人体与自然界相应，生理功能开始活跃，新陈代谢日渐旺盛。春天，人的活动量开始增加，阳气开始生发，气血渐渐运行活跃，皮肤腠理变得疏松，毛孔开合。这时，人体的阴阳处于动态变化之中，很不稳定，一旦调节不当，就很容易生病。

“夜卧早起”，健康作息以养生

春天到了，女性可以稍晚静心安寝，但最好不超过12点；清晨日出，早早起来，“广步于庭”，在草长莺飞的院落里缓步行走，让气慢慢生发。

“披发缓行”，随心所欲保肾气

这是指职业女性下班后就可以放松心情，披散发束而不苛求外表严整。可以很随意地在家里起居，不要约束自己，时时保有“明朝散发弄扁舟”的逸怀。“肾藏志”，“以使志生”，这种做法能使肾的精气一点点地生成勃发。

“生而勿杀，予而勿夺，赏而勿罚”

春天不能起杀心，春折一枝花，秋少一个果。春天，人体内也有“花儿”（气机）在生长，请不要刻意压抑，尽力给予“花儿”营养，浇水培育，让它生长并盛开，不要挫伤“花儿”成长的势头，减损人的生机。“此春气之应，养生之道也”。

上述三点，是与春天气机适应的养生之理。

春季常用养生中药

▌治疗气虚无力，多汗的中药

①人参：生晒参每日1～2克嚼服，可大补元气，补肺益脾。

②党参：30～60克，与黄芪、大枣、当归炖肉。用于体虚、气血不足的人。

③黄芪：10～20克，煎汤、炖肉皆可。用于气虚汗多的人。

▌养肝补肾的中药

①枸杞子：用10克泡菊花茶，或煮枸杞百合粥。能滋肝补肾。

②白芍：白芍15克，当归9克，熟地15克，水煎服。能补血养肝。

春天养生先养肝

很多女性逢万物之春却莫名出现情绪不好、不易开心、常爱流泪、眼睛胀痛、指甲无光等症状，这是肝功能失调在作祟。

《黄帝内经》云："肝应东方风木，通于春气，为阴中之少阳，内合于胆……肝藏血，为罢极之本……肝主疏泄，性喜条达……充筋华爪，开窍于目，在液为泪，在志为怒。"

中医养生理论认为"春与肝相应"，即春季气候与肝脏密切相关，春季养生应以保养肝脏为主。"肝主疏泄"，说明肝的主要功能是保持和维护全身气血的疏通畅达。肝功能正常了，人体的气血就会通畅顺达，脏腑才能正常发挥功能，否则将气血淤滞，百病丛生。所以，春天养生宜先养肝。

春天应如何调养肝脏呢？

情志养肝

修身，就是要提高品德修养；养性，就是要学会调节控制自我情绪。烦躁不安时，可闭目养神，气沉丹田，30分钟即可心平气和，精神内守，舒畅无比。

食疗养肝

春季是万物生发的季节，人体阳气发泄，气血趋于表，聚集一冬的内热向外散发，肝气充足，此时的饮食应为清淡之品。

▍胡萝卜猪肝粥

做法：胡萝卜100克，猪肝100克，粳米200克。有补益肝肾、养血明目的作用，用于肝肾不足所致的视物昏花、两目干涩、夜盲症等。

▍生地猪肝羹

做法：生地20克，猪肝100克，加入葱、姜、醋、盐调味，煮40分钟。可滋阴补血、养肝明目，用于肝血不足所致的面色萎黄、两目干涩、视物模糊、肢体麻木等。

▍枸杞甲鱼羹

做法：枸杞子50克，甲鱼500克，加葱、姜、盐、醋调味，煮40～60分钟。可补益肝肾、滋阴强身，用于躯体虚弱、肝肾不足所致的体弱无力、阴虚盗汗、视物不清者。

▌菊花茶

做法：菊花6克，开水浸泡代茶饮。可清肝明目、清热降压，用于肝火上炎所致的目赤肿痛、头晕目眩、高血压等。

▌菊花决明茶

做法：菊花5克，决明子10克，用开水浸泡代茶饮用。可清肝明目、润肠通便，用于肝火上炎所致头胀痛、眩晕、目赤肿痛及便秘等。

护肝保健操——保肝、降血压

推搓两胁法：双手按腋下，顺肋骨推搓至胸前两手接触时返回，来回推搓20次。

揉大敦穴：用左手拇指按压右足大敦穴（足大趾甲根部外侧），左右各旋按压15次；右手按压左足大敦穴，手法同前。

揉三阴交穴：用左右手拇指按压对侧三阴交穴（内踝尖上3寸，胫骨后缘处），各旋按压15次。

按太冲穴：用左右手拇指按对侧足太冲穴（足背第一、二趾骨之间），从骨缝的间隙按压并沿前后滑动，各20次。

风者，百病之始也

春天是出游赏花的最佳时节，但有人游玩后容易出现头痛、流涕、鼻塞、怕风、咳嗽等症状，更有爱花之人与花儿亲密接触后全身出现过敏症状：大片大片的红疹、风团，瘙痒难忍。

《黄帝内经》说：“风者，百病之始也。”很多疾病的发生都与风邪密切相关，如头痛、流涕、鼻塞、怕风、咳嗽、咽喉痛等。

“肺为娇脏，其位最高，风邪上犯，肺先受之。”春季风邪最易伤人肺部，可导致肺失宣肃、营卫不和、卫气不固。春天发生最多的感冒、肺炎、支气管炎都是肺部病变的表现。又皮肤出现风疹，时隐时现，其痒难忍。

"风者，善行而数变。"风邪变化无定，病变很广，在表可稽留于皮毛之间，在里可游走于经络之中。风邪侵犯肌表，就会出现风疹。荨麻疹、风疹、猩红热都是常出现的疾病。

▌春天生病，最易出现抽搐、痉挛、抖动。

"风胜则动。"空气是流动的，由此产生风，古人因此推论风邪犯病以动为特点。春天容易发生的小儿惊风、破伤风、面神经炎多表现为抽搐、口眼歪斜等症状。

《黄帝内经》中的防风养生法

春天常风和日丽，使人心情开朗、情绪乐观。适当游山戏水，气血会更加通畅，精神调养得更旺盛，不惧风邪入侵。

春天人体代谢旺盛，体内阳气渐升，饮食要以富含营养、健脾扶阳的食物最好，特别是各种黄绿色蔬菜，如胡萝卜、菜花、大白菜、芹菜、菠菜、韭菜等。此外，不要过食冷饮，以免伤害脾胃。

"一年之计在于春"。春天，人的气血活跃，最宜锻炼身体。年轻女性可选择户外活动，如登山、跑步、骑车等；老年女性可以打打太极拳、踏青。人体正气强盛，抵抗力提高，自然不怕疾病侵袭。

春季防风常用中药

▌感冒流清涕、鼻塞、怕风、咳嗽用什么中药？

姜汤方

做法：葱白、生姜、红糖煎水。可发散风寒，解表，是治疗春天感冒的良方。

▌全身风疹时隐时现、奇痒难忍用什么中药？

消风散

做法：当归、生地、防风、苦参、胡麻仁、蝉蜕、知母、荆芥、苍术、牛蒡子、石膏各6克，甘草、木通各3克。是治疗风疹、湿疹很好的方剂。

夏季养生重在养阳

《黄帝内经·素问·四气调神大论》说："夏三月，此谓蕃秀，天地气交，万物华实。夜卧早起，无厌于日，使志无怒，使华英成秀，使气得泄，若所爱在外，此夏气之应，养生之道也。"

夏季属火，暑邪当令，天气炎热，暑气迫人，人体阳热偏盛，腠理开泄，汗出过多，耗气伤津。暑为阳邪，其性升散，体弱者易为暑邪所伤而致中暑。人体脾胃此时也趋于减弱，食欲降低，若饮食不节，贪凉饮冷，容易损伤脾阳，出现腹痛、腹泻等脾胃病症。古人还认为，长夏属土，其气湿，通于脾，湿邪当令。湿属于阴邪，易损伤人体阳气。每当梅雨季节，湿邪充斥，人体脾胃最易受湿邪所伤。归纳起来，湿热之夏，养生须防损伤阳气。夏季要尽量选择能引起食欲的食品，不可多食苦味食品。

现代科技改变了四时规律，室内能够保持恒温。夏阳烈焰，空调却可令室内外温差达到十几度，加上大量食用冰品冷饮，怎么不更伤阳气呢？夏天养生重在养阳。

夏季养阳要两防

一防"因暑取凉"

①不要在露天及阴冷的地方过夜。

②睡觉及乘凉时要盖好腹部。

③夜间空调的温度不要开得太低，最好在26℃以上。

④不要在冷气的环境中待得过久。

二防"湿邪侵袭"

①居住环境不要过于潮湿。

②饮食要清淡，少吃油重食物。

夏季常用养阳中药

▌健脾除湿药

①藿香、佩兰：能解暑化湿，理气和胃。

用法：藿香、佩兰各10克，水煎服。可治暑湿感冒、腹泻呕吐。

②荷叶：能清热祛暑、健脾升阳。

用法：鲜荷叶1张，大米150克，熬粥。是夏季解暑佳品。

▌益气养阴药

①黄精：有补中益气、除风湿、强筋骨、填精髓的功效。能补诸虚，可延年益寿。

用法：黄精、西洋参各10克，枸杞子10克，大枣10个，煎水服。每天一剂，分两次服。

②沙参麦冬饮：能补阴润肺、生津止渴、止咳祛痰。

用法：沙参、麦冬各10克，生扁豆10克，煎汤，加入梨汁、冰糖服食。对暑热口干口渴者最好。

③人参地黄汤：有滋阴补肾作用。

用法：人参10克，生地黄30克，小米100克，先煎人参、生地黄，去渣后加入小米煮粥，最后加入冰糖服食。适用于伤暑感气虚口渴者。

▌解暑清热药

①金银花：有清热解毒作用。

用法：可直接加白糖泡茶饮，也可加入乌龙茶适量，一起泡茶饮。

②菊花：有疏风清热、清肝明目、解毒作用。

用法：菊花、金银花各10克，泡水代茶饮。

③薄荷：有清利头目、解毒透疹作用。

用法：a.薄荷10克，荷叶15克，金银花20克，煎水服，为消暑佳品。

b.薄荷与绿茶同泡，能治头痛、风热感冒、目赤肿瘤。

夏季清热宁神经络按摩

给女性朋友推荐三种简单易行的穴位自我按摩方法。

①按压后颈部第七颈椎棘突下的大椎穴，能够起到清热除湿的效果。

②按压手少阴心经（手臂内侧外缘）和心包经（手臂内侧中线），每天一次，对心痛、心悸、心胸烦闷都有缓解作用。

③按压太阳穴、印堂穴，有提神宁心作用。

夏日防中暑

在夏天，我们常常能看到一些室外高温作业的人突然昏倒，全身大汗，四肢发凉，甚至抽搐不止，这便是中暑了。

“暑是夏季的主气，为火热之气所化，独发于夏季。”“暑为阳邪，其性升散，容易耗气伤津。”暑邪侵入人体，常见汗多。汗出过多就会导致体液减少，这就是伤津的原因。津液受损，水分不足，就会有口渴引饮、唇干口燥、大便干结、心烦不安等症状。如果不及时治疗，汗出过多，人体阳气外越，就会有生命危险。

夏季防暑方法

▍起居防暑

①居室一定要凉爽。夏天应保持居室整洁，留出宽敞的空间。每天打开门窗，让自然风在室内流通，可使满屋生凉透爽。

②在向阳的窗户上方装上凉篷，遮挡阳光。用淡绿、浅蓝、乳白等色彩装饰墙面、天花板、窗帘、家具等，令人更觉清凉。

▍饮食养生

①多喝清凉饮料，多吃西瓜。既解渴、补充水分，又改善食欲，祛暑消夏。

②在饮料和汤中要适量加盐。高温环境下，人体大量出汗，体内的盐分随汗排出。过犹不及，盐当然也不能加多了。

③还要适当补充维生素。最重要是补充维生素B_1、维生素B_2和维生素C等水溶性维生素。最好每日饮食中含有维生素$B_1$20．5毫克，维生素$B_2$0．3~0．5毫克，维生素C150～200毫克。

④另外，要多吃水果、蔬菜、瘦肉、鸡、鸭、蛋等。应减少脂肪的摄入量，以免过于油腻，引起厌食。

▌夏季清凉饮料

①盐茶饮

做法：绿茶10克，食盐2克，泡茶饮用。能生津解渴，清热除烦，是夏季防暑好饮料。

②双花白菊饮

做法：金银花、白菊花各10克，用沸水冲泡，加白糖3～5克。作饮料服，可清热解毒。

③玉米须茶

做法：取玉米须20克，沸水浸泡饮用，有通便利尿的作用。

④五味枸杞饮

做法：取五味子50克（纱布包好），枸杞子50克，入沙锅中加水1500毫升，文火煎30分钟，去渣加白糖20克分次饮用。有健脾胃、补肝肾和生津止渴的作用。

中暑的中医治疗

▌突然高热、头痛头晕、汗多口渴、苔黄燥、脉洪数等，这是暑热伤气、热盛阳明所致。可以白虎汤加减，可清暑泄热。

白虎汤

处方：生石膏30克，知母10克，芦根30克，西瓜翠衣30克，粳米10克，甘草10克。

▌发热心烦、多汗口渴、神疲倦怠、苔少、脉虚无力等，这是暑热伤气、津气两伤所致。治疗以清暑益气汤加减，可清暑泄热、生津益气。

处方：西洋参10克，石斛10克，竹叶10克，荷梗10克，知母10克，麦冬10克，黄连6克，甘草10克，粳米10克，西瓜翠衣30克。

▌发热骤降、大汗不止、心烦口渴、精神倦怠、脉虚无力等，这是暑伤津气、气虚欲脱所致。治疗以生脉散加减，能益气，生津，固脱。

处方：人参10克，麦冬30克，五味子10克，粳米10克，石斛10克，西瓜翠衣30克。

▌发热、肢体抽搐、牙关紧闭、神昏不醒、脉象弦数等，这是暑热炽盛，引动肝风所致。治疗以羚羊钩藤汤加减，可清暑泄热、平肝息风。

处方：羚羊角粉1.5克（冲服），桑叶10克，钩藤10克，川贝6克，鲜生地30克，菊花10克，生白芍10克，生甘草10克。

▌情况紧急时，可根据病情给予紫雪散、至宝丹、安宫牛黄丸鼻饲。

治疗中暑验方

①食盐30克，用食盐揉擦患者手、足、胸、肋、背等处，以擦出红点为好。

②黑芝麻3克，将黑芝麻炒香研细末吞服。

③生藕50克，捣汁灌服。

④明矾5克，研末，每次0.5克，和凉开水服下。

⑤鲜菠萝1～2个，去皮壳，捣成浆，随意食用。

秋季，养生的关键时刻

杨某以前身体很好，去年刚当上局长，每天晚上都有宴请。喝完酒又去桑拿、K歌。到了冬天便开始咳嗽，一直咳了一个月才好些。去看老中医，老中医说其病因是秋天没有好好保养，病气伤了肺，天气一冷，就发作了。

为什么秋天伤肺会在冬天生病呢？《黄帝内经》指出："秋三月，此为容平，天气以急，地气以明。早卧早起，与鸡俱兴；使志安宁，以缓秋刑；收敛神气，使秋气平；无外其志，使肺气清；此秋气之应，养生之道。逆之则伤肺，冬为飧泄，奉藏者少。"

秋天的三个月，是万物成熟、收获的季节。这时天气已凉，人应使意志安逸宁静，以缓和秋天肃杀气候对人体健康的影响。秋气与肺紧密相关，必须调理养肺让身体与秋天干燥的气候相适应，使肺气不受秋燥的损害。

秋季是养生的关键时刻，若不注意秋季养生，损伤了肺气，使人体免疫力减弱，不适应冬天的寒冷而生病，消化不良、腹泻等疾病就会找上门来。

"燥"是秋天的主气，秋天的空气中缺乏水分的滋润，干燥，使人易患"秋燥病"。燥易伤肺，肺失津润，宣发与肃降的功能就会受到影响，从而出现干咳少痰、气急鼻燥、唇干口渴等症候。"肺外合皮毛"，如果肺失去了滋润，它所影响的外部器官——皮毛也同样会出现干燥症状，如皮肤干涩、毛发枯燥、大便干结等。

因此，在秋季应保持一定的湿度。秋季干燥凉爽，此时肺气旺盛。与秋气相应，在饮食上应少食辛味而增加酸味，多食滋润的食物。此时虽多风燥，但秋季食品相当丰富，尤以蔬菜水果品种为多，只要不过多吃辛温燥烈食品，其余均可多食，中医养生称为"秋宜平补"。"秋不食肺"，指秋天肺气偏旺，不宜再补。

秋季养生四防

一防"秋燥"

燥邪伤人，尤易伤人体津液。津液既耗，就会出现"燥象"，表现为口干、唇干、鼻干、咽干、舌干少津、大便干结、皮肤干燥甚至皲裂。肺喜润而恶燥，肺的功能必然受到影响，就会出现鼻咽干燥、声音嘶哑、干咳少痰、口渴便秘等一系列"秋燥症"。

怎么来养阴防燥呢？元代医家忽思慧在《饮膳正要》中说："秋气燥，宜食麻润其燥。"秋天应多吃芝麻、蜂蜜、银耳、青菜之类的柔润食物，以及梨、葡萄、香蕉等水分丰富、滋阴润肺的水果。

在起居上，要早睡早起。早睡能养阴，早起呼吸新鲜空气，以利舒肺，能使机体津液充足，从而精力充沛。

二防“湿邪”

秋季从立秋到霜降有六个节气。此时，夏天的暑气还没有结束，秋天的雨水已经很多了，此时须防湿气阴邪困伤脾阳而发生水肿、腹泻。若早秋脾伤于湿，就会为冬天的慢性支气管炎等疾病的发作种下病根，所以秋季防湿也很关键。

防湿主要应以祛湿化滞、和胃健脾的膳食为主，如莲子、苡米、冬瓜、莲藕、山药等。

三防“贼风”

秋天气候多变，早晚温差大，冷热失常，往往使人措手不及，“贼风”往往会乘虚而入，使人生病。

秋夜凉风习习，有的人爱开窗而睡。睡眠中人体免疫机能降低，凉风吹起地面尘土，细菌病毒就会乘虚而入，被中医称为“贼风”。

受到夜间“贼风”侵袭，第二天就会全身酸痛，疲乏无力，易引起咽炎、气管炎、口歪眼斜、面部神经麻痹等病症。

防“贼风”的方法有：一方面注意穿衣、盖被，不要随意减衣；另一方面不要过早穿上棉衣，“秋要冻”，才会对“贼风”有抵抗力。

四防“秋郁”

晚秋时节，凄风惨雨，草枯叶落，人感受到季节的变化容易忧思。人脑底部有一个叫松果体的腺体，能分泌褪黑激素，它能使人意志消沉、抑郁不乐。而入秋之后，褪黑激素分泌相对增多，人的情绪相应低沉消极。这个季节一定要适当多吃高蛋白食物，如牛奶、鸡蛋、猪肉、羊肉和豆类等。还要参加一些有益身心的户外娱乐活动。

秋季养生食疗

粥类

适用于肺燥咳喘、肾虚咳喘、腰膝酸软、小便频数、大便燥结等症。

核桃粥

做法：取核桃肉20克，粳米100克。将粳米洗净，加白糖适量，加水置武火上烧沸，用文火熬煮至熟即可。此方有润肺止咳、补肾固精、润肠通便的作用。

▌羹类

适用于肝肾不足引起的眩晕、健忘、腰膝酸软、头发早白、肺阴虚所致的干咳少痰、皮肤干燥症以及脾胃阴虚所致的大便干结。

莲子芝麻羹

做法：取莲子肉30克，芝麻15克，白糖适量。先将芝麻炒香，研成细末，莲子加水煮1小时，再加入芝麻细末、白糖，煮熟即可。此方可补五脏，强肝肾。

▌炖品

适用于脾胃气虚引起的厌食、消化不良、腹胀、体虚咳喘等症。

百宴南瓜

做法：嫩南瓜1个，粉丝少许，五花肉250克，鸡蛋2个，姜、葱、味精、盐等调味品适量。先将南瓜洗净，从上面切去一个盖，挖去中间的瓜瓤。五花肉剁碎，粉丝泡软后切成小段，将五花肉、粉丝、姜末、葱花、盐、味精等搅在一起，打入鸡蛋，搅匀放入南瓜内。将南瓜放入锅内，隔水用大火炖3个小时即可食用。此方能补中益气、止咳、清热解毒。

秋季养生重养肺

“肺为娇脏，其位最高，不耐寒热。”“肺主一身之气，司呼吸，朝百脉。”肺喜润而恶燥，燥邪最易伤肺。肺开窍于鼻，咽喉为肺卫之门户，根据这一点，中医认为肺气与天地之气是相通的。秋天燥邪常从口鼻而入，首先侵犯肺部而发生燥咳、口干、咽干、唇干、鼻干等症状。肺与大肠相表里，因此还会出现大便干燥的症状。历代中医学家均认为，秋季养生重在养肺。

食疗保健养肺法

秋季养肺，食疗有良好的润肺之效。

①银耳大米粥

做法：银耳5克，浸泡10分钟，加入大米100克同煮。然后加蜂蜜适量，搅匀即可。

②莲藕大米粥

做法：莲藕10克，大米50克，同煮。煮成后可加蜂蜜。

③山药大米粥

做法：山药100克，大米50克。山药切块，大米淘净煮粥。

④大枣银耳羹

做法：银耳加入大枣10枚，加适量水煮1个小时，然后加冰糖调味食用。

⑤百合粥

做法：百合30克，粳米50克，百合与米淘洗干净，加水500毫升，用小火煨煮。百合与粳米煮到烂熟时，加糖适量后食用。另外，在百合粥内加入银耳，有较强的滋阴润肺作用。

中医养肺四法

补水最关键

水是生命之源，干燥的秋天使皮肤日蒸发的水分在600毫升以上，所以补水是秋季养肺的关键。

饮水要合理，多次少饮，以清淡滋润的饮料为主。若活动量大，出汗多，应增加饮水量，这样可使肺脏安度金秋。

饮食——滋阴润肺

食疗上要以滋阴润肺为原则，多食芝麻、核桃、鲜藕、蜂蜜、梨、百合、银耳、绿豆、柿子等滋阴润肺养血的食物。

饮食宜清淡、爽口，少吃刺激性的食物，甜酸苦辣咸都不必偏好。葱、姜、八角、辣椒等辛辣香燥之品燥热伤津，不宜多食。羊肉、狗肉、熏烤及油炸食品等热性食物应忌食。

▌常笑——宣发肺气

笑是一种健身运动，能使胸肌伸展，增大肺活量。中医认为笑能宣发肺气，调节人体气机的升降，消除疲劳，恢复体力；笑能使肺吸入足量的“清气”，呼出“浊气”，加速血脉运行，使心肺的气血调和。

▌皮肤保持滋润清洁

外在的美通过皮肤毛发来体现，表皮毛窍不仅是肺的屏障，还与肺气相表里。秋燥首先损伤皮毛，使之晦涩难看。若保持皮毛滋润清洁，既使外观美丽，又令毛窍通利，促进血液循环，使肺的气血通畅，从而起到益肺的作用。

运动保健养肺法

▌摩鼻

经常按摩鼻部可防伤风、流涕，或缓解症状。将两手拇指摩擦生热后，用外侧沿鼻梁、鼻翼两侧上下按摩60次左右，然后按摩鼻翼两侧的迎香穴（位于鼻唇沟与鼻翼交界处）30次。每天1～2遍。

▌深吸气——锻炼肺功能

本法有助于锻炼肺部的生理功能。每日睡前或起床前，平卧床上，以腹部进行深吸气，再吐气，反复做20～30次。呼吸时要缓慢进行。

▌捶背端坐——通畅胸气

此法可以通畅胸气，有预防感冒、健肺养肺的功效。做时，腰背应自然直立，双手握成空拳，反捶脊背中央及两侧，各捶3遍。捶背时要闭住呼吸，叩齿10次，缓缓吞咽津液数次。捶背时要从下向上，再从上到下，反复数次。

▌耐寒锻炼

冷水洗脸、洗脚、浴鼻等，身体健壮者可以冷水擦身、冷水浴等。适宜的冷水锻炼对预防伤风、感冒、流鼻涕、支气管炎有一定的效果。锻炼时要因人而异，并持之以恒，量力而行，不可强力而为。

冬季养生要“养藏”

《内经·素问·四气调神大论》指出：“冬三月，此为闭藏，水冰地坼，无扰乎阳，早卧晚起，必待日光。”

冬季，天地之气渐渐收敛，整个大自然阳气藏于下，而阴气弥漫于天地之间。冬季气温骤降，天气寒冷，万物都处于潜藏的状态，人也要相应减少活动，这是适应节令的养藏行为。所以，冬季养生要适应气候的变化，不要轻易扰动阳气，要使精、气、神都深藏于内，避寒取暖，养肾保精，才能以健康体魄迎接春天的问候。所以，冬季养生应以“藏”为要务。“冬藏”是顺应四季规律的传统养生论，在冬天务必保养好精气，精气内存才能身体健康，颐养天年。

冬季房事要“养藏”

保精是冬季进行房事养生的首要任务。精、气、神是人身三宝，其中尤以精为根基。《素问·金匮真言论》中说：“夫精者，身之本也。”古人也说，“善养生者，必宝其精，精盈则神全，神全则身健”，“善保精者多高寿，过损精者必早衰”。

冬天人体阳气已衰，性欲下降，性冲动也相应减少，所以冬季是适合保精的时节。这与冬令养藏的特性相吻合。

对不同年龄的人来说，节欲保精措施应有所不同。“人年二十者，四日一泄；三十者，八日一泄。”20岁时，可4天一次，30岁时，可8天一次。至于老年人，身体机能衰退，房事更要减少。孙思邈指出：“六十者，闭精勿泄，若体力犹壮者，一月一泄。”老年人一月一次就可以了。

房事既能给人快乐，也会消耗体力和精力。冬季本是补肾养精之际，“肾伤则髓空内枯，腰痛不能俯仰”，特别是体弱之人，若房事超过所能承受的范围，则会损伤精气，特别是肾的精气，严重者将引发各种疾病。

冬季养生八益

①保暖。冬要“祛寒就温”，预防寒冷侵袭很重要，但不可暴暖，应保持

温度恒定。

②健足。经常保持脚的清洁干燥，袜子要勤换，每天坚持用温热水洗脚，经常按摩足底穴位，每天坚持活动双脚。一双舒适、暖和、轻便的鞋子也很重要。

③多饮。冬日大脑与身体各器官的细胞需要水分滋养，保证正常的新陈代谢。冬季一般每日饮水不应少于2000毫升。

④防病。冬天是心脏病、慢性支气管炎等疾病的高发季节。体弱的人要注意防寒保暖，特别是预防大风降温天气对机体的不良刺激。还应重视耐寒锻炼，提高御寒和抗病能力。

⑤调神。冬天人往往情绪低落，最佳的调整方法就是活动，如慢跑、跳舞、滑冰、打球等，在家练习“五禽戏”更是好方法。

⑥早睡。冬日白天短，阳气弱，要“早卧迟起”。早睡以养阳气，迟起以固肾精。

⑦通风。冬季门窗紧闭，室内空气很差，要经常打开门窗通风换气，保持空气清新。

⑧粥养。冬季饮食忌黏硬生冷。服热粥能养胃气，特别以羊肉粥、小米牛奶冰糖粥、八宝粥等最为适宜。

冬季锻炼四不宜

不宜用嘴呼吸：冬天雾气重，空气中会有很多的粉尘，用口呼吸会让病菌直接进入肺部，而鼻腔能过滤空气，所以应养成用鼻子呼吸的好习惯。

不宜突然进行：冬季锻炼要慢慢适应，不能突然开始，否则对人体的消耗较大，容易出现疲劳和受伤的情况，在锻炼前要先做好准备活动。

不宜空腹进行锻炼：人在清晨时血糖往往偏低，心脏功能处于较弱的状态，空腹锻炼会使因低血糖、心脏疾病猝死的可能性增加。

不宜忽视保暖：很多人认为锻炼就不怕冷，这是错误的。锻炼时要慢慢减衣，身体微热后减衣最好，锻炼结束就要立即穿上衣服，以防着凉。

冬季养生，饮食为先

去年冬天，我家楼下一家名叫“山珍宝”的药膳餐厅开张营业，主营野生菌。一年多了，生意很兴旺，客似云来。尤其是冬天，顾客即使排队叫号也要等着品尝。看来，冬天吃药膳既能养生又能饱口福，一举两得，大大吸引了健康意识日益浓厚的现代人。

《黄帝内经》说：“五谷为养，五果为助，五畜为益，五菜为充，气味合而服之，以补精益。”

冬季，气候干燥，天气寒冷，人体的血管和肌肉处于收缩状态，皮肤的新陈代谢出现障碍，女性皮肤经常出现颜色黯淡、粗糙干裂等情况。因此，冬季应特别重视对容颜的保养。而采用食补、尤其是药膳食补，是冬季最合适的养生方法。冬季气候寒冷，属肾气旺盛之时，肾气与冬气相应，在饮食上应以咸味、苦味为主。

冬季养生药膳

①参芪香菇鸡

适用于脾胃虚、体弱清瘦、体虚自汗、胃下垂或子宫下垂者。可补中益气、和脾健胃、固表止汗、降脂强身。

做法：嫩母鸡肉100克，党参、黄芪、香菇各30克，生姜、料酒、食盐等。净鸡肉100克切成小块，香菇先用水浸泡，生姜切成小薄片。将鸡肉、党参、黄芪、香菇、料酒、生姜和盐拌匀，放入锅中，加水蒸一个半小时后食用。

②枸杞黄精煨狗肉

适于体弱、久病体虚、风湿骨痛、畏寒怕冷、肾虚腰痛者。

做法：狗肉150克，枸杞子15克，黄精15克，党参30克，巴戟天12克，续断12克，生姜、植物油和食盐。煮开后改用小火煨至肉烂。此膳能温经散寒、益脾胃、祛风除湿、壮腰补肾。先将狗肉放入锅中煮5～10分钟，捞起切块，锅中加植物油，再放入狗肉，加生姜和食盐，炒至上色。再倒入沙锅中加水，然后加枸杞子、黄精、党参、巴戟天和续断。

③苁蓉煮羊肉

适用于气血虚、体虚便秘、产后体虚畏寒、肺结核和慢性气管炎体虚畏寒者。每周吃一次，可滋肾助阳、祛寒壮腰、补精血、益肺气。

做法：羊肉200克，苁蓉12克，续断12克，酱料、生姜和食盐。羊肉切块，放绿豆3克，煮沸15分钟后将绿豆和水一起倒掉，膻味即除。加水、苁蓉、续断和调料用小火煨至肉烂为止。

④冬虫夏草炖老鸭

适用于老年人体弱贫血、易感冒、肺阴虚喘咳、腰酸腿软者。每周吃一次，可滋肾养阴，益肺止喘，补气血。

做法：老鸭200克，冬虫夏草6克，麦冬9克，川贝9克，调料、食盐适量。将老鸭取净肉200克，加水、调料、食盐同煮。老鸭炖烂时再放入冬虫夏草、麦冬、川贝，用小火煨30分钟后食用。

⑤百合猪肺汤

适用于慢性气管炎经常干咳或久咳，以及病后心悸者。此膳功效为润燥止咳、清热安神。

做法：猪肺200克，百合12克，川贝9克，调料适量。猪肺切块后加调料拌匀，10分钟后再加水、百合、川贝，用小火煨1小时。喝汤为主，可经常食用。

冬季养生粥

①燕窝杏仁羹

此羹乃益寿延年、健体美发、润泽皮肤和补血养颜的粥食。

做法：燕窝3克，甜杏仁5克，冰糖适量。将燕窝、甜杏仁和冰糖一起入锅，加适量的清水煮至黏稠状即成。此羹可在每天早饭时食用，每日吃一次。

②大枣粳米粥

此粥为养脾胃、化精气、悦颜色的粥食。

做法：红枣10枚，粳米50克。将大枣、粳米一起入锅，加适量的清水煮至米烂枣熟即成。每天早饭时食用，每日吃一次。

③红枣香菇粥

此粥为补脾益气、养血安神和美容养颜的粥食。

做法：红枣30克，水发香菇、粳米各100克。香菇切碎后与红枣、粳米一起入锅熬粥，米熟即成。每天晚饭时食用，每三天吃一次。

④芝麻美发粥

此粥为营养毛囊细胞、促进毛发生长和滋养毛发的粥食。

做法：黑芝麻、粳米各50克，白糖适量。将黑芝麻炒熟后与粳米一起入锅加适量的清水熬粥，米熟即成。再加入白糖调味。每天早饭时食用，每日吃一次。

⑤枣蜜生仁汤

此汤为补血益气、滋养皮肤的粥食，尤其适合于气血不足、面色苍白者。

做法：红枣、花生仁各100克，蜂蜜200克。将红枣和花生仁一起入锅，加适量的清水用文火煮30分钟左右即成。食前加蜂蜜调味。每天早饭时食用，每日吃一次。

⑥海参竹笋汤

此汤可滋阴养血、利肠清热、滋养皮肤，对阴血不足而导致面容粗糙者效果尤好。

做法：水发海参200克，鲜笋100克，瘦猪肉50克。将海参切成长条，竹笋切片，猪肉切丝，然后将海参、竹笋、瘦肉一起入锅加适量的清水煮30分钟左右，加入盐、味精、料酒等调味品即成，每天晚饭时食用，每三天吃一次。

冬季养生，养肾最重要

邻居小赵身体一直都不好，一到冬天就更差了，上班就想睡觉，总感到腰膝酸软、四肢乏力。房事也有心无力，气得妻子下了最后通牒：不治病强身，就离婚拉倒。到了医院，老中医诊断说他这是典型的肾虚。冬天主水，肾也属水，所以一到冬天他肾气更虚。

《黄帝内经·素问·六节藏象论》说："肾者，主蛰，封藏之本，精之处也，其充在骨。"

中医认为，人体的五脏肝、心、脾、肺、肾，分别对应五行木、火、土、金、水，相对应的自然季节是春、夏、长夏、秋、冬。由此可见，季节不同，所需重点保养的脏腑也不同。春养肝，夏养心，长夏养脾，秋养肺，冬季应当以保养肾脏为主。

冬季生活养肾三法

日常生活中的相关保健对于养肾十分有益，冷面、温齿、热足是养肾三妙法。

冷面，即用冷水洗脸

冷水是指水温20℃左右的水。冷水洗脸，可提神醒脑，早晨冷面，使大脑兴奋，一日清爽始于晨；还可以促进面部血液循环，增强机体抗病能力。冷水的刺激可以改善面部组织的营养供应，增强面部皮肤的弹性，让颜面光泽、弹性十足。

温齿，即用温水刷牙和漱口

温水是指水温35℃左右的水。牙齿和牙龈在35℃左右温度下才能进行正常的新陈代谢。"齿为肾之余"，保护好牙齿就是保护好肾。牙齿不好，说明肾已经虚亏了。

热足，即临睡前用热水洗脚泡脚

热水是指水温在45℃～50℃的水。常言道"寒从脚下起"，是指双足供血不足，热量较少，保温力差。每晚应坚持用热水洗脚泡脚，促进全身的血液循环，增强防病能力，消除疲劳和改善睡眠。足是人体肾经、脾经、肝经三阴经与膀胱经、胃经、胆经三阳经的交接点，对全身气血的运行有着重要作用。特别是足心处的涌泉穴，是肾经的起点，每天按压涌泉穴30次，可强身补肾、畅通二便。

冬季补肾养生粥

①栗鸭白菜羹

此羹是滋阴补虚、健脾补肾、清热润燥的汤食，对肾气不足、阴液亏损引起的面容黯淡者最好。

做法：生栗子、白菜各200克，鸭汤1000毫升。栗子去壳后切开成两半，白菜切条。将栗子和白菜放入鸭汤中用文火熬至黏稠状，再加适量的盐和味精即成。每天晚饭时食用，每三日吃一次。

②银耳鸽蛋汤

此汤为滋阴补肾、养血益气和美容防老的汤食。

做法：银耳15克，鸽子蛋2只，冰糖适量。将银耳发好后入锅加适量清水熬至黏稠状，再向锅内打入鸽子蛋，用文火炖10分钟后加入冰糖即成。每天晚饭时食用，三天吃一次。

冬季保肾按摩三法

肾为“先天之本”“生命之根”。肾喜温怕冷，肾虚之人在冬季更容易出现内分泌功能紊乱、免疫功能低下、怕冷等症状，还可影响其他脏腑器官的生理机能。

下面三穴能使肾精充盛、肾气健旺，经常按摩能强肾养颜。

▌揉丹田

丹田位于肚脐下1.5寸处。

方法：将手搓热，用右手在该处旋转按摩50次，能健肾固精，改善胃肠功能。

▌按肾腧

肾腧穴位于第二、三腰椎间水平两旁一寸处。

方法：两手搓热后用手掌上下来回按摩50次，两侧交替进行，可治肾虚腰痛。

▌摩涌泉

涌泉穴位于足心凹陷处，为足少阴肾经之首穴。

方法：用右手中间三指按摩左足心，左手三指按摩右足心，两侧交替进行，各按摩80次，按摩到足心发热为止，对心悸失眠、双足疲软无力等症效果良好。

以上三法，按顺序早晚各一次。

肾病养生法

一位患者在30几岁时得了肾病综合征，到了60几岁仍然活得耳聪目明，享受着天伦之乐，据他称是选择了《明州医话》中介绍的肾病养生法。“凡肾病患者，可随病症选行导引四式：一、保精气。用双手握拳，紧抵左右腰间，左右转腰，不拘次数；更将两手垂前阴前，身向两边摇摆，不拘次数。此《寿人经》之理肾水诀也，最能益肾固本。二、益肾壮骨、疏通经脉。先正坐，两手相叉，伸左脚踏地，更以右脚相踏，左右各7次。次以手扳足趾，左右交替14次；以一手托膝，一手抱头，左右交替7次。此法出《四时调摄笺》，最通肾脉，而壮骨髓。三、扶正去邪。擦足心涌泉穴60−360次，再自足心推向足内侧后跟部36次，能力水道，排泄诸毒。四、吹以去邪。两唇微启，以意发吹音，勿令耳闻，轻细绵长，自然松匀；吹毕双手抱膝，如是30次。此法去肾家一切邪气，但须病去即止，不可过度，致耗真气。”

—养颜篇—

《黄帝内经》中的养颜秘笈

《黄帝内经》认为，颜面反映了一个人全身的健康。“有诸内，必形诸外。”就是说，身体内部不健康，在外表就会显现出来。

第四章　五脏六腑，容颜的保护神

《黄帝内经》早就认识到：面部的血液循行，色泽是心的表现；眼睛、泪水与肝胆相关；面部肌肉、口唇都是脾的表征；鼻的呼吸是肺的功能；头发、耳都以肾为根本。面部的每一部分都与五脏密切联系。想拥有美丽的容颜，就要从保养五脏六腑开始。

养心，让容颜润泽如蜜

最近偶遇一位多年未曾见面的友人，她是位美容师。算起来，她已经年过四旬了，可一点儿也没有衰老之相，不施粉黛却越发年轻，体态轻盈，光彩照人，看上去要比实际年龄小10岁。一起喝茶时我向她请教驻颜之术，她说自己并没有选用什么特别的美容护肤品，唯有坚持"养心"二字，一直保持良好的心态，所以看起来年轻有活力。

《黄帝内经》说："心主血，为生之本……心充脉华面，在液为汗，开窍于耳及舌。"一个人的面色反映了其气血的充盈与否。心主血，心血充盈了，人的颜面就会红润而有光泽。所以，养心能让女人的容颜润泽如蜜。

女人不懂得养心，就如同不懂得育花应当从根部浇水、施肥。养心能令如花女人持续美丽，长久不衰；养心能让女人之美摄魂夺魄，以其宁静、庄严、华贵令人仰慕。宋美龄便是深谙养心之道的一代名媛，已逾百岁高龄，美国总统还赞誉她为美丽的女人。养心的成功，让宋美龄从内心到外在已臻完美境界。

静心养生法

当心情不佳时，选个安静的地方，全身放松，取坐势，双手置于膝上。深呼吸，闭上眼睛，让大脑完全安静。想象自己来到深山之中，自由自在地漫步其间；或是身处山巅，白云在脚下流淌；或是身处蔚蓝色的大海之上……如流连于绮丽风光中，心情会无比欢畅。

养心美颜食物

①龙眼

龙眼又名桂圆，有养心安神、滋阴补血的功效，适合体弱多病、心悸失眠、面色无华的女性进补之用。

可将龙眼肉加冰糖熬制成膏，每天早晚冲服一汤匙，简单方便，易于保存。

也可将龙眼肉、莲子肉各30克，糯米100克，武火烧沸后改为小火慢慢煮至米粒烂透。可养心补血，润肤红颜。

②蜂蜜

蜂蜜集百花之精，是女性美容圣药。蜂蜜既可单独食用，也可与阿胶、红枣、龙眼肉、核桃、枸杞等制成膏，经常食用可使女人“面如桃花”。

养心食疗方

枣豆黑米粥

做法：红枣25克，红豆50克，黑米100克。黑米洗后加水烧沸后改用小火慢慢煮。豆粒烂透，加红糖即可食用。能补心血，健脾胃，养心宁神。

肺，宣降之中见美丽

曾有一个很漂亮的女孩子来看病，说她得了肺炎之后，脸上生了很多的小痘痘，大便也不通畅了，吃了很多药不见好转。我仔细检查，发现她的肺功能受了影响，肺气宣降失常。给她吃了宣肺降气的中药后，小痘痘很快褪掉了，大便也正常了。为什么小痘痘和便秘都与肺有关呢？前面已讲过“肺外合皮毛”的道理，《黄帝内经》中更是明确指出，肺脏病变常常引起皮毛发生焦、悴、夭、败等变化。

《黄帝内经·素问·六节藏象论》云：“肺者，气之本……其华在毛，其充在皮。”《黄帝内经·灵枢·经脉》云：“手太阴气绝，则皮毛焦。”《黄帝内经·灵枢·本神》云：“肺喜乐无极则伤魄……皮革焦，毛悴色夭。”《黄帝内经·素问·痿论》云：“肺热者，色白而毛败。”这些都说明皮肤毛发的营养状况与肺的功能密切相关。肺气充盈则气、血、津液充足而通畅，就会皮肤润泽、毛发黑亮，人体的抗病邪的能力也就更强。

中医理论中，通过宣降肺气进行排毒，历来都是美容的有效治法。驱除毒素的路径有三：发汗、小便、大便。而肺主皮毛，调节汗液排泄，使毒素从汗而出。肺与大肠相表里，肺的肃降能让毒素通过大便排出。可见肺脏在排毒养颜中的特殊重要意义，宣肺、肃降具有独特的美容价值。

肺的情志养生

“肺在志为忧，忧伤肺”，应当用“忧伤以喜胜之，以怒解之”的方法来养生。也就是用喜的情绪来战胜忧伤，或者用怒的情绪来缓解忧伤，当然用愉快的情绪最好。

补肺养颜粥

①鲜人参燕窝粥

此粥补中益气、补肺养颜，对肺气虚、神疲乏力、失眠健忘、颜面无华的女性效果最好。

做法：鲜人参15克，燕窝15克，粳米100克。燕窝用温开水浸6小时后，鲜人参切片，与洗净的粳米加水熬煮成粥，最后加入燕窝同服。

②莲子百合粥

此粥色艳味佳，补肺健肺，养颜美容。

做法：蜜饯樱桃10个，水发莲子100克，鲜百合100克，白糖30克。莲子、百合用沸水煮熟后捞出。碗底中间放一些莲子，百合摆在莲子四周，再把剩余的莲子装入碗内，撒上白糖和少许清水，蒸几分钟后翻扣在另一个碗内。剩下的白糖调成糖水，慢慢浇入碗内，再撒上10粒樱桃即可食用。

经常揉揉鼻子，是宣通肺气的好方法

鼻是呼吸出入的门户，为肺之窍。鼻部的疾患常与肺有密切的关系，经常按摩鼻部，能宣肺通窍、调节气道。

①擦鼻。将双手中指的指腹放在鼻子两侧，沿下方的鼻翼，上下反复摩擦。共做18次，冬天可增至38次。

②捏鼻尖。用食指和拇指捏鼻尖，揉至鼻部热麻、呼吸通畅为度。此功有泄热升阳之功效，可用于酒糟鼻的康复。

③揉鼻下。鼻下部有人中穴(人中沟的上1/3和下2/3的交界处)，以中指或食指的指腹按揉，顺时针方向60次，再逆时针方向揉转60次。然后再向深部点按20次。按摩人中穴，可以增强呼吸功能。

健肺操，简便的健肺方法

伸展扩胸：相当于平时所做的扩胸运动。要领是，吸气时伸展双臂，呼气时还原。

转体压胸：吸气时，上半身缓慢地向右后方转动，右臂侧平举向右后方伸展。当呼气时，左手平放于右侧胸前向右推动胸部。然后再向相反方向做。

抱膝压胸：端坐，呼气时抬左侧下肢，两手抱住小腿，向胸部挤压。吸气时还原，两侧交替进行。

善待肝，它是女人的养分之源

欧阳小姐是某公司的公关经理，倚仗年轻底子好，一直忙忙碌碌，

劳心劳力。最近她突然发现自己娇嫩的脸开始变粗糙了，指甲也开始变形，而且很干枯。于是到医院检查身体，原来她是肝脏出了问题。

《黄帝内经》说："肝藏血，为罢极之本……充筋华爪，开窍于目。"肝所藏之血，是皮肤的养分之源，可充盈人体指甲，开窍明目。欧阳小姐忽略了养肝保肝，在外表首先出现了指甲变形等症状。劳逸结合，善待肝，保证肝的疏泄功能正常和肝血充足，人体才能得到源源不断的养分供应。

肝的情志养生

中医认为肝"在志为怒"。调节情志，化解心中的不良情绪，使自己保持一个好心情，是肝养生保健的最好方法。

肝的顺时养生

中医认为"肝属木"，"喜条达而恶抑郁"，"肝与春气相应"，就是说肝与自然界春季生长之气相应。春季最适合养肝，也是肝病容易发生的季节，所以在春季应注意肝的养生保健。当春季来临，要顺应季节的变化，抛开一切烦恼和杂念，让自己融于大自然，体会蓬勃生长的感觉，这对护肝养颜有很好的效果。

肝的穴位养生

穴位养肝可使气血充足。

揉中封穴：用左手拇指按压右足中封穴(内踝前1寸)，左揉20次，右揉20次；然后用右手按压左足中封穴，手法同前。

按曲泉穴：用左手拇指按压曲泉穴(屈膝，膝内侧横纹头上方凹陷中)，用拇指用力按揉多次。

揉期门穴：用左手拇指按压右行间穴(足背第一、二趾间缝纹端)，左揉20次，右揉20次；然后用右手按压左行间穴。

前文提到的大敦、太冲、三阴交也都是肝经养生穴位。

肝的饮食养生

中医认为，肝是多气多血的脏腑，丰富的营养物质是保证肝脏健康的重要条件。蛋白质和维生素是肝细胞维持正常功能的必需物质。

①猪肝粥

能益气生血、养肝补虚，适用于身体虚弱，或患有慢性肝炎者。

做法：猪肝50克，粳米100克。猪肝切碎，与粳米同煮成粥。

②胡萝卜猪肝粳米粥

能补益肝肾、养血明目，适用于肝肾阴血不足所致的视物昏花、双目干涩、夜盲症。

做法：猪肝100克，胡萝卜100克，粳米100克。胡萝卜、猪肝切碎，加粳米煮成稀粥服用。

③生地猪肝羹

能滋阴补血、养肝明目，适用于肝血不足所致的面色苍白或萎黄、两目干涩、视物模糊、肢体麻木。

做法：生地30克，猪肝150克。猪肝切成片，加入生地和葱、姜、醋、盐调味煮40分钟。

④枸杞甲鱼羹

能补益肝肾、滋阴强壮，适用于肝肾不足所致的体弱无力、阴虚盗汗、视物不清、面色无华。

做法：枸杞子50克，甲鱼250克。甲鱼切块，加枸杞放入沙锅中，用小火煮60分钟，加入葱、姜、盐、醋调味。

⑤罗布麻茶

能平肝潜阳、镇静降压，适用于肝阳上亢所致的头痛头胀、头晕目眩、烦躁易怒。

做法：将罗布麻叶10克用开水浸泡20分钟后代茶饮。

⑥菊花决明茶

做法：菊花5克，决明子10克，用开水浸泡代茶饮用。能清肝明目、润肠通便，适用于肝火上炎所致头胀痛、头目眩晕、目赤肿痛及便秘。

⑦天麻鱼头汤

能平肝潜阳、息风止痉，适用于肝阳上亢、肝风内动所致的头晕目眩、头痛眼花、肢体麻木。

做法：天麻10克，鱼头1个，加入葱、姜、醋、盐调味，放入沙锅中熬煮30分钟。

⑧白芍补肝饮

能补益肝肾、养血滋阴，适用于肝肾血虚所致的体弱无力、面色无华、两目干涩、目暗不明。

做法：白芍10克，熟地15克，枸杞子15克，甘草6克，水煎服。

⑨当归补血饮

能补血养肝，益气健脾，适用于肝血不足所致的面色萎黄、形体消瘦。

做法：当归15克，白芍10克，黄芪15克，甘草3克，水煎服。

⑩菊花清火汤

能清肝明目，适用于肝火上炎所致头晕目眩、目赤肿痛。

做法：菊花5克，桑叶10克，薄荷5克。先将菊花、桑叶煎15分钟，最后放薄荷煎出味道后饮用，一天三次。

肝的药物调治

杞菊地黄丸：能滋补肝肾和明目，适用于肝肾不足所致的头晕耳鸣、两目干涩、视物不清。

逍遥散：能疏肝解郁和健脾，适用于肝郁血虚、脾虚所致的头晕目眩、两胁作痛、口燥咽干。

护肝养生功

扭腰晃膀：两脚站立，自然分开，与肩同宽，双膝微屈，悠闲自然地扭腰晃膀。要点是上半身要放松，下半身重心下移，呼吸自然均匀，腰胯随意晃动。

顺风扫叶：两脚分开1米左右，膝微屈，全身放松，两臂顺时针方向在身前转8次，再逆时针方向在身前转8次。要点是两臂伸直，运动幅度越大越好，动作要随意。

保健脾，为美丽增加创造力

假如女人几天吃不下饭，脸色看起来就会很差，没有精神，美就更谈不上了。一个人生病了，只要能吃饭，医生就会说："脾胃好问题就不大，能吃才好得快。"

《黄帝内经》说脾胃是"后天之本""生化之源"。后天有了脾胃的滋养，人才能长得好、长得美。中医认为"脾主运化"，能消化吸收饮食中的水谷精微，也就是营养物质，并将其转输至全身。脾的运化功能包括运化水谷(各种饮食)和运化水液两个方面。

运化水谷是说脾负责对食物中的营养物质进行消化、吸收，再运送到全身的器官组织，发挥食物的营养作用。运化水液是说脾对人体的水液有吸收、转输和布散的功能。也就是说，脾还负责对水分进行吸收，并运送到全身的器官组织，发挥濡养、滋润的作用。

中医所讲述的脾胃对应了西医的消化功能，所以脾胃不好就会影响人的消化功能，就会出现营养不良，美丽自然就大打折扣了。

脾的情志养生

中医认为"脾在志为思"，有"思虑伤脾"之说。思虑过多，会影响脾的运化功能而出现食欲不振、脘腹胀闷、头目眩晕等症状。

脾的保健重点在于避免思虑过多，要劳逸结合。工作时认真工作，工作之外就要放松自己，不要再想工作中的问题。生活中的很多问题都应顺其自然，不能做到的事也不要强求。

脾的顺时养生

中医认为“脾与长夏相应”，长夏就是农历六月，雨水较多，湿气重。而脾的特性是喜燥而恶湿，所以长夏时要特别注意预防湿邪侵害人体，不要淋雨涉水，更不要吃较油腻的食物。

脾的穴位养生

揉三阴交穴：左手拇指按压三阴交穴(内踝尖上3寸，胫骨后缘处)，左右旋按20次，然后用右手按压左三阴交穴。

按揉天枢穴：两手放于腹部两侧，中指按压天枢穴(脐旁开2寸处)，按揉30次。

揉隐白穴：用左手拇指按压右足隐白穴(足大趾甲根部内侧)，左右旋按20次，然后用右手拇指按压左足隐白穴。

揉阴陵泉穴：双手扶于双膝，用拇指按压阴陵泉穴(胫骨内侧下缘)旋转揉20次。

揉足三里穴：两手拇指按压足三里穴(外膝眼下3寸，胫骨外侧)，左右旋转按压30次。

揉公孙穴：用左手拇指按压右足公孙穴(足内侧，第一跟骨下缘)，左右旋按20次；然后用右手拇指按压左足公孙穴。

脾胃的饮食调养

注意避免“饮食所伤”：一是饮食没有节制，包括饥饱失常和饮食规律失常；二是饮食偏嗜，包括偏食过寒或过热、过于肥腻或味大的食物，嗜酒；三是饮食不洁。对脾的保养应注意不要暴饮暴食、过饥过饱，吃饭要定时，饮食应清淡，不吸烟酗酒，要讲个人卫生。

调养脾胃的药粥

①山药薏苡仁粥

适用于脾胃虚弱所致食欲不振、脘腹胀满、大便溏泄。能补气健脾胃，止泻。

做法：山药50克，薏苡仁15克，粳米100克，煮粥食用。

②莲子芡实粥

能健脾益气养胃，补肾固精。适用于脾肾两虚所致的食欲不振、脘腹胀满、形寒肢冷、腰膝酸软。

做法：莲子15克，芡实15克，粳米100克，补骨脂5克，煮粥食用。

③参枣粥

能健脾益气。适用于体虚气弱、食欲不振、脘腹胀满。

做法：党参15克，大枣10枚，粳米100克，煮粥食用。

④莲子猪肚汤

能温胃健脾、益气补虚。适用于脾胃虚弱所致的食欲不振、消化不良、饮食偏冷（即胃痛）。

做法：莲子30克，猪肚1个，胡椒少许，煮成汤食用。

⑤山楂麦芽粥

适用于饮食不消化所致的脘腹胀满、食欲不振、消化不良。

做法：山楂15克，麦芽15克，粳米100克，煮粥食用。能健脾开胃，消食化积。

⑥薏苡小豆粥

能渗湿利水，健脾益气。适用于脾虚湿盛所致的食少纳差、脘腹胀闷、尿少浮肿。

做法：薏苡仁15克，赤小豆15克，粳米100克，煮粥食用。

⑦八宝粥

能益气养血，健脾强身。适用于体虚乏力、食少纳呆、气血亏虚。

做法：莲子、芡实、薏苡仁、山药、桂圆、红枣、白扁豆各5克，粳米100克，煮粥食用。

养好肾，就是对自己的容颜负责

不时有黑眼圈很深的女性到美容院做护理，都说是睡眠不足造成的。但是，天天睡觉，又是冰敷，用尽了各种美容方法，效果却总是不好。看了医生，才知道是肾虚的缘故。造成肾虚很容易，治起来可就难了。不从根本上治疗，当然就不能好了。女性朋友平时养好肾，就是对自己的容颜负责。

《黄帝内经》认为“肾藏精，主生长、发育与生殖”。“肾为先天之本”，肾中精气充足，人的生长发育及生殖功能就正常，就会为面色红润、齿固发黑、耳聪目明、记忆力好、性功能正常、身体强健、反应敏捷。要是肾脏虚弱，肾中精气不足，女性就会出现头发稀疏、眼圈发黑、皮肤没有光泽、耳鸣耳聋、视物昏花、腰膝酸软、记忆力下降等症状。所以，我国古代养生和美容都非常重视养肾。肾的养生保健是保持青春活力，延缓衰老最重要的方法。

肾的顺时养生

中医认为“肾应冬气”，肾主封藏精气，与冬季十分相似，所以冬天要特别注意养护肾，防止肾中精气过度消耗。“固精”是我国传统养生方法之一，就是要节制性生活。正常的性生活可以促进激素的分泌，有益于身体健康。性生活不加节制，就会耗伤人体肾中精气而致病，出现腰膝酸软、眩晕耳鸣、精神委靡等症状，对女子而言则可能月经不调、带下过多。在冬季尤其需要注意养肾固精的问题，以保证身体的健康。

肾的情志养生

肾“在志为恐和惊”，有“惊恐伤肾”之说。只要平时注意道德修养，不做违法亏心之事，光明磊落，就不会有恐惧之感。平时不做冒险之事，也就不会受到惊吓。生活中注意修身养性，调节情绪，使心境平和舒畅，对肾的养生保健很有益处。

肾的穴位养生

揉三阴交穴：用拇指稍用力按压两侧三阴交穴（内踝上3寸处），左右各旋按压20次。

揉涌泉穴：用拇指稍用力按压两侧足底涌泉穴(足底前1／3凹陷处)，左右各旋按30次。

揉太溪穴：用拇指稍用力按压左右踝太溪穴(内踝尖与跟腱的中点)，左右各旋按20次。

揉关元穴：将左手掌放在关元穴(脐下3寸)处，向左右各旋转按揉20次。

揉腰眼：双脚与肩同宽，两手按腹部两侧，拇指向前，用中指按至腰眼(第四腰椎棘突下，旁开3寸凹陷处)，各旋转按压30次。

揉命门穴：以两手掌心上下推揉命门穴(第二、三腰椎棘突间)20次，感觉到局部温热最好。

肾的食养

①海参粥

适用肾虚阴亏所致体质虚弱、腰膝酸软、失眠、夜间盗汗者。

做法：水发海参50克，粳米100克，煮粥食用，加少许葱姜盐调味。能补肾益精，滋阴补血。

②苁蓉羊腰粥

适用肾阳虚衰所致畏寒四肢冷、腰膝冷痛、小便次数多、夜尿多、便秘者。

做法：肉苁蓉10克，羊腰一个，粳米100克，煮粥食用。能补肾助阳、益精通便。

③鹿角胶粥

适用肾阳不足、精血虚损所致形体瘦弱、腰膝酸软、腰腿疼痛者。

鹿角胶6克，粳米100克，粳米煮成粥，将鹿角胶打碎放入热粥中溶解，加白糖少许。

④杜仲腰花

适用肝肾不足所致肾虚、腰痛、腰膝无力、头晕、经常耳鸣、血压高者。

杜仲12克，煎煮取汁，猪腰一对切为腰花，用杜仲药液做调料汁，加葱姜食盐炒后食用。能补肝肾、强筋骨、降血压。

⑤核桃仁

适用肾虚所致腰痛、脚弱无力或虚寒咳喘及便秘者。

炒香嚼食，能补肾温肺、润肠通便。

⑥补肾药酒

鹿茸酒

能补肾阳、益精血、强筋骨，适用于肾阳不足、精血亏虚所致的畏寒肢冷、腰膝酸痛、头晕眼花。

做法：鹿茸20克，白酒500毫升，将鹿茸泡入白酒浸泡10天，每天饮用10毫升。

⑦补肾中成药

六味地黄丸

六味地黄丸是补肾最基础的药物，好比是修建一座摩天大厦，打好了基础，再大的风雨也会岿然不动。经常服用可以使女性朋友气血充足，皮肤滋润光滑、细腻红润，更加年轻漂亮。

服法是每次8丸，每天二次。

胆，给美丽除害

问一个人勇不勇敢，都说“你有没有胆量”。有胆量的人，做事果断，容易成功，让人感到气血旺盛；而没有胆量的人，做事犹豫不决，瞻前顾后，给人的感觉是一副虚弱不堪的样子。胆怯、胆壮，从面色上就可以分辨。胆功能不正常的人，会出现黄疸、皮疹、皮肤粗糙等症状。所以，胆对美丽也很重要，养好了胆，就是给美丽除害。

“胆者，中正之官，决断出焉。”胆就相当于人的法制系统，它中正执平。正是因为这个正气的“法制系统”的存在，人的决断力才能发挥出来。

“凡十一脏，取决于胆也。”人体其他的脏腑的功能取决于胆经的生发。

就好比汽车要发动起来，不但要有发动机、油箱等，还要用钥匙把车启动，胆就是这把钥匙。胆是人体各个脏腑功能的枢纽。枢纽运转灵活，全身就运行无碍，养颜健美就不在话下了。

养胆，可以边吃边养

胆道疾病与饮食有密切关系，所以养胆必须注意饮食之道。

大量饮水：大量饮水能稀释胆汁，使胆汁不易形成结石，还能在胆石形成初期将胆石前期物质或小胆石冲刷进入胃肠而排泄掉，从而预防胆结石的发生。

清淡饮食：少吃或最好不吃油炸食品等。食物要易于消化，避免胆囊过度紧缩、胆汁分泌增多。

容易消化的食物能减轻胆囊等消化器官的负担，比如面食、豆浆、玉米粥、蛋类、菠菜、小白菜等油性少的食物。

定时进餐：人体存在生物钟，所以进餐时间要固定。餐间尽量不要吃零食，防止胆囊不断受到刺激而增加胆囊收缩和胆汁分泌。

饮食有度：饮食过饱会使胆囊过度收缩，胆汁分泌旺盛而增加胆囊负担。

春光明媚的日子，轻轻松松地养胆

中医认为，肝应春气，肝胆相表里，肝的疏泄正常，胆汁才能充盈，所以最好在春天养护肝胆。肝胆都是主管人的情绪的器官，心情舒畅，肝胆的功能就能很好地发挥。倾听舒畅优美的音乐，能让人心旷神怡，肝胆自然就好。

▌做肝胆拍打功

肝胆均位于右胁下，中医说“左肝右胆”，做肝胆功的方法就是拍打左右两侧胁部。早晚用手掌稍用力拍打两侧胁下各30次，能使肝胆气机通畅。

当心火锅性胆囊炎

火锅虽然美味，但并不是人人都能吃，更不能天天吃，尤其是慢性胆囊炎患者或患有胆囊结石的人，一定要少吃或是不吃。吃火锅时要注意清淡，避免高脂肪类火锅，应配以清淡的锅底，多吃新鲜蔬菜，少吃动物内脏。吃完火锅还可以吃点三黄片，让“火”一“泄”了之。

▌利胆药粥

此粥可疏肝利胆，化积止痛。

做法：生地黄、牡丹皮、白芍各20克，山栀10克，枳实10克，金钱草15克，糯米100克。将除糯米外材料放入沙锅中，加水煎30分钟，倒去药渣，药汁加糯米一同煮成粥。早晚分食。

胃，美丽计划的加油站

仔细观察，你会发现，真正的美女拥有圆润的肌肉、匀称的身材，这样的女人才会越看越美。而只有拥有良好的胃口，才会有润泽光滑的肌肤。

良好的胃口是美女们的加油站。《内经·灵枢·五味》说：“胃者五脏六腑之海也，水谷皆入于胃，五脏六腑皆禀气于胃。”《内经·灵枢·营卫生会》也指出：“人受气于谷，谷入于胃，以传与肺，五脏六腑皆以受气。其清者为营，浊者为卫，营在脉中，卫在脉外，营周不休，五十而复大会。”胃为“水谷之海”。我们吃的食物进入胃，胃就将精华先输送到脾，其气向上就滋养了肺。肺气朝上运行，使水谷精气滋养周身，这就是清气上升。胃中清气又化生气血，从而滋养了心和肝。胃中所吸收的精气经脾的化生还能补充肾中精气的不足，也就是补充了元气。最后，胃把无用的糟粕转走，最后排出体外，这就是浊气下降。正是因为胃的作用，人体才能随时补充能量，五脏才能正常运行。所以说胃是“水谷之海”。

保养胃气是人体防病的第一步，也是最重要的一步。顺应四时之气，起居有规律，避开寒热，饮食有节制，不大喜大怒，而使神志安宁，胃就能平安无事。反之，就会损伤脾胃，胃气受损，人体所需要的营养物质就没有了来源，脏腑不能正常运行，从而导致百病皆生。对女性来说，美丽就会悄然离去。

胃气不足女性最好的常备药汤

①人参养胃汤

此汤燥湿和胃，解表化浊，适于脾胃虚弱、胃气不舒、胸闷腹胀、不思饮食者。

做法：半夏、厚朴、苍术各20克，藿香叶、草果仁、人参各15克，炙甘草10克。所有药加生姜7片、乌梅1个，水煎30分钟后热服。

②猴头养胃汤

做法：猴头菇300克，黄芪50克，砂仁10克，猪肚1只，生姜、盐、胡椒粉、黄酒、味精等。将所有配料放入沙锅中用小火慢慢煮1小时后即可服用。味美汤鲜，是家庭养胃的最佳食品。

老胃病运动疗法

揉腹：临睡前和清晨起床时，躺在床上，用一只手绕肚脐揉摩30次，再用另一只手以相反方向揉摩30次。

点按：用食指、中指、无名指一起在腹部缓慢往下按，然后慢慢抬起。反复5次，顺序是从腹部自上而下。

养胃健生操

①仰卧，两腿弯曲，分开与肩膀同宽，伸直两臂，吸气做挺腹动作，呼气做收腹动作，重复做3～6次。

②仰卧，两腿伸直，两臂贴着躯干，吸气收小腹，屈两膝，向两侧伸开两臂，呼气时就伸直两腿，并拢双膀，最后将两臂贴近躯干，重复做6～8次。

③仰卧，双手叉腰，两腿伸直，将腰尽量向左侧伸展，右腿移到左边，要转动臀部，但背不要离开垫子。左右重复做5～8次。

④手脚撑住地，双手、两膝和肩一样宽，吸气做挺腹，呼气再收腹，重复

做3～6次。

⑤原地做高抬两膝和任意甩手臂动作，随意呼吸。

⑥两腿分开，两臂垂直，上半身交替往两侧倾斜下去，随意呼吸，重复做6～10次。

大小肠，保养需从此做起

很多女性朋友，又是贫血、低血糖，又是痛经、神经衰弱、失眠多梦……特别是那些由于毒素积累过多而油光满面、痘痘丛生的女孩，真为她们着急。其实她们的很多症状都是因为体内毒素积滞过多造成的。造成体内毒素积滞过多的主要原因是人们错误的生活方式、不良的饮食习惯，进食大量所谓美味的垃圾食品。结果，毒素在肠道内越积越多，又排不出去，不生病才怪呢！

《黄帝内经》中讲："肠常清，人长寿；肠无渣，人无病。"只要肠道里没有毒素，常常保持清洁，人就能长寿；肠道里保持通畅，没有食物残渣停留，人也就不会生病了。肠道里干干净净，便便通畅无阻，美丽就在身边。

汤从肠中过，毒素不再留

①双笋清润汤

竹荪是川菜中的一种珍贵素食材料，有"菌中皇后"的美誉。竹笋不仅能促进肠壁的蠕动，增进消化液的分泌，促进排泄，还能吸附带走胃肠中的有毒物质，减少人体对有毒物质的吸收，所以有"素食第一品"之称。中医认为竹荪、香菇等食用菌类有生津润燥、滋阴补肺的功效。

双笋清润汤能生津润燥，滋阴补肺，有很好的清肠排毒作用，能促进肠胃蠕动，还有降脂降压作用。

做法：竹笋1根，竹荪6根，鲜香菇4朵，枸杞子10克，嫩姜1小块，豆苗

20克，盐、胡椒粉适量。竹荪洗净，切成3段，竹笋煮熟后去壳，切成薄片，香菇切片，姜片备用。锅中倒1000毫升水煮开后放入竹笋、竹荪、鲜香菇、枸杞、嫩姜，煮10分钟后加入豆苗、盐、胡椒粉，煮熟后即可食用。

②猪血西红柿木耳汤

猪血有很强的滑肠作用，能把肠道内的许多毒素带出体外。黑木耳有较强的吸附力，可吸附消化道内的杂质和毒素，是良好的清肠排毒食品。

做法：猪血100克，西红柿1个，黑木耳25克，清油15克，高汤、葱花、蒜末、料酒、鸡精、盐、醋各适量。猪血切成薄片，西红柿切成片，木耳撕成小块。锅中放油，烧热后放葱花、蒜末爆炒，将猪血煸至两面变色，加高汤烧开。加入西红柿、木耳，料酒少许，煮开10分钟后放入盐、鸡精即可食用。

按摩小腹——清肠、排毒、瘦身

通过简易的按摩手法，就能使肠道气血通畅，刺激肠道蠕动，大便通畅，清肠排毒。按摩时如腹中肠鸣、有热感，就是按摩有作用的反应。在按摩过程中，如产生便意，应立即去排便，排便时也可以用手指从左上腹向左下腹来回做直线按摩。每天早晨起床前、晚上临睡前各按摩一次，手法要轻，不可过分用力。按摩前需排空小便，且不宜过饥过饱。

两手掌相互摩擦至发热，全身肌肉放松，让意念集中到排便上。将右手掌放在心窝处，左手掌放在右手背上，先从左向右旋转按摩80次；然后在下腹部依上法，左右各旋转按摩80次；最后从心窝处向下推，直至耻骨联合处，做80次。

注意事项：

①第一次做时不一定很快就有疗效，要有耐心。在每天同一时间重复进行，只要有一次成功，就能建立大肠蠕动的条件反射。反复多次，便能形成定时排便的好习惯。

②同时再配合饮食清肠排毒，多食蔬果、黄豆、山芋等通便食物，少吃辛辣刺激性食物，这样就能很好地通便清肠，排除体内毒素，减肥瘦身了。

清洁肠道小贴士

①食物搭配要合理，既要有肉类，更要有蔬菜，尤其要吃粗纤维的蔬菜。

②吃火锅或喝酒前，先喝一些保护肠道的饮品，比如牛奶、豆浆、玉米粥。

③吃火锅或喝酒太多，就要尽快吃些清肠的中药排排毒。

④让肠道运动起来，毒素就不会在肠中停留了。运动的方法除按摩外，还有热敷。

三焦，健康美丽的总管

王小姐最近得了一种怪病，脸色很差，每天头晕、耳鸣、肚子胀，吃不下饭，小便也不通畅。看了西医，什么都没查出来。最后没办法了，找到我。我仔细检查，发现她原来是三焦不通畅，就给她开了几服中药，几天就好了。王小姐很奇怪：三焦是什么啊，怎么会影响这么大呢？

《素问·灵兰秘典论》说："三焦者，决渎之官，水道出焉。"三焦是中医藏象学说中一个特别的名词，具体指上焦、中焦和下焦的合称。上焦为膈以上的部位，包括心、肺；中焦为膈以下、脐以上的部位，包括脾、胃；下焦为脐以下部位，包括肾、膀胱、大小肠等。

三焦的生理功能为通行元气、水液运行之道。"上焦如雾"，特点是将食物所化生的水谷精气散布周身，如雾露一样滋养全身脏腑组织；"中焦如沤"，功能是腐熟水谷，运化精微，以化气血；"下焦如渎"，主分别清浊、排泄尿液与大便。

中医认为，三焦是人体气血上下贯通的通道，气血津液都要通过三焦来营养全身。只有三焦通畅，气血流通，女性才能拥有健康美丽。让三焦畅通无阻、气血流畅，是美丽的保障。三焦不畅，能引起耳鸣、头晕、咽痛、胸腹胀闷、小便不利等症状。

“嘻”字功，古人调理三焦功法

方法：两唇微起，表情要平和，舌尖向下。双臂从两侧自然抬起，两手心向上，指尖相对，抬高到膻中穴，向上托举并且读“嘻”字，同时呼气，托至前额上方时呼气完。将意念放于涌泉穴。

吸气时，双手掌竖起，手心朝里，从头部开始向下抚摩，到脸部、胸部和乳房时，两手的劳宫穴对着乳中穴，指尖相对，稍停，然后指尖向下，推到胸、肋、腹、胯等处，最后两臂自然垂落于身体两侧。反复做6次。

注意：练功、呼气时无名指中气感觉强烈，下落时脚下四趾气感也很强，这是因为少阳的气随着呼气上升贯通身体上下，使三焦的气血调和并且畅通。

三焦经，减少鱼尾纹的重要经脉

三焦经的终止点穴位为丝竹穴，部位就在外眼角，这正好是女性长鱼尾纹的部位。这个部位也最易长斑，刺激三焦经可以防治色斑和减少鱼尾纹。

三焦经围绕耳朵转了大半圈，困扰更年期女性的耳部疾患如耳鸣、耳聋、耳痛，都可以通过三焦经治疗。所以，更年期女性要多重视三焦经。三焦经从颈侧后方下行到肩膀小肠经的前面，与小肠经可以合治肩膀痛。又顺肩膀而下行到臂后侧，所以还能通过三焦经治疗肩周炎。

清三焦之火，火毒不再困扰你

①上焦火：表现为口唇干燥、口中生疮、目赤肿痛、耳鸣。

清法：在医生指导下服用牛黄解毒丸、黄连上清丸等。

②中焦火：表现为舌面生疮、食不知饱、呃气上逆、脘腹胀满、不思饮食、口臭、口苦。

清法：在医生指导下选用栀子金花丸、牛黄清胃丸、清胃黄连丸、清胃散。

③下焦火：表现为大便干结，小便短少，尿色黄赤、混浊有味，阴部瘙痒，白带增多。

清法：在医生指导下选用三黄片、栀子金花丸、龙胆泻肝软胶囊等。

膀胱，为美排除万难

《黄帝内经》里说："膀胱，州都之官，津液藏焉，气化则能出矣。""州都"指水聚之处，主"气化"。膀胱为水府，是储藏尿液的地方，需要先天真阳的气化才能发挥作用。

膀胱所属的足太阳经脉的功能可以使"津""液"的物质和功能存于身体内并发挥正常作用。而且足少阴肾经主人体之里，足太阳膀胱经主人体之表，一旦膀胱真阳不足，其"存津储液"的功能就会减弱，津液的作用就不能正常发挥。

虚火过旺而导致津的功能过度及液的功能不足，使脏腑组织的液体过分排出，导致血液浓度过高，于是就出现了血液黏稠、血脂高、血糖尿糖高、血压高、口渴、尿多、食多、便秘等症状，皮肤就会因缺少水分而干燥脱皮或皲裂。膀胱气化功能失常，水液不能排出体外，又会因水分过多而出现水肿。

膀胱的气化功能对肾的功能正常发挥非常重要，膀胱化气正常运行，肾的精气就充足，女性的美丽就有了最根本的保障。

与膀胱经有关的疾病

"目似脱"：眼球似乎要掉出来的那种感觉。

"项似拔"：即感觉整个后脖颈都很僵硬。

"冲头痛"：因为膀胱经从睛明穴上行，环绕整个头部一圈。前额头痛属于胃经有病，如果整个后脑部位疼，可能就是膀胱经疼痛了。

痔疮、子宫肌瘤：都与膀胱经经气不足有关系。

腰酸、背痛、腿抽筋：如果膀胱所主之"液"不能濡润全身经脉，就会出现腰酸、背痛、腿抽筋的症状。

"小趾不用"：是指小脚趾不灵活，有麻木、疼痛的感觉。大脚趾的疼痛和脾经关系很大，中间脚趾的疼痛和胃经有关，而小脚趾的疼痛则和膀胱经有关。

第五章　无瑕肌肤的修养之道

肌肤是人体与外界联系最密切的部位，因此也是最容易受伤的地方。不管是来自外界的毒素、紫外线、污染，还是身体内的疾病、阴阳失调或毒素的侵袭，都能对女性的肌肤造成巨大的损害。

痤疮，防不胜防的美丽克星

我的表妹是一个很讲究精致生活的气质型美女，前两天突然给我打电话："你快来给我看看吧，我脸上痘痘勃发，太丑了，现在连出门找医生的勇气都没啦！"我过去一看，只是痤疮罢了，安慰她道："没事，吃几服中药就好了。"开完药方，我再三叮嘱她别吃辛辣食物，还要用中药汤水洗脸。一周之后，她脸上的痘痘就蔫了下去。

痤疮就是常说的青春痘，又叫粉刺，是爱美女性最怕又是最容易出现的问题。痤疮是由于皮脂溢出过多导致的，据统计，有60%的女性都有过或轻或重的痤疮。情况严重的，如果治疗不及时就会留下终生的瘢痕。另外，还有一种特殊类型的痤疮，多发生于30～40岁的女性，是由内分泌失调以及使用化妆品不当所致。

《内经》指出，"汗出见湿，乃生痤痱"。其他中医古书还有"粉刺属肺，皆由血热郁不散所致""面疱者，谓面上有风热气生疱"的记载。发生痤疮的原因多是由于血热内盛，过多食用肥腻辛辣的食物造成肺胃有热，或气血淤滞所致。

针对各种不同类型痤疮的治疗方法

①肺经有风热型

症状：丘疹呈红色，或有痒痛，多见前额，或伴黑头粉刺，用手挤压可见白色粉渣样物，或伴小脓疱，面部皮肤油腻，有口渴感。

中药内治：枇杷叶、桑白皮、黄芩、栀子、野菊花各15克，鱼腥草、白茅根各30克，赤芍、苦参各10克。加水煎成汁，平时可做饮料服用。味苦可加糖。

药膳疗法：将枇杷叶洗净切碎，煮沸15～20分钟，去渣，加入薏米煮粥。粥熟后，加入切碎的枇杷肉，搅匀后食用，既可口，又治病。

②湿热蕴结型

症状：皮疹红肿疼痛，或者有脓疱，口臭，尿黄，便秘，舌红，舌苔黄腻。

中药内治：茵陈30克，大黄、甘草各6克，泽泻10克，栀子、益母草、大青叶、黄芩、白藓皮各15克，每日1剂，水煎服，每日2次。

药膳疗法：将鲜冬苋菜、鲜马齿苋、鲜苋菜各100克，分别用开水焯至八成熟，捞出后浸在冷水中10分钟，再捞出切成小段，加入调料品，拌好食用。

③痰湿凝结型

症状：皮疹结成囊肿，舌淡胖，苔薄，脉滑，大便稀溏。

中药内治：当归、赤芍、桃仁、红花各6克，白术、昆布、海藻、夏枯草、炒三棱、陈皮、法半夏各12克，益母草、金银花各15克，一天1剂，以水煎服，每日2次。

药膳疗法：将山楂、贝母、桃仁各10克煎成汤，取汁加入粳米煮粥。一天1剂，每天服3次，共服30天。

防治痤疮的方法

①中药服食和涂脸

白花蛇舌草30克，加水煎成汤服用，每日服1剂，每天服2次。

仙人掌适量，捣烂，涂敷在患处，每天涂2次最好。

鲜马齿苋、蒲公英各30克，菊花15克，蜂房15克，用水煎汤，水变温后清洗患处，每日洗2次。

②中药面膜

大黄、丹参、硫黄、冰片各100克，一起研成细末，加入适量大豆粉，调成稀膏，敷在脸上，3天敷1次。效果很好。

③饮食起居

生活有规律，不熬夜；饮食少吃辛辣食物，多吃富含维生素C的食物；保持心情愉快，不要急躁；不使用油性化妆品，保持皮肤清洁；注意防晒。切记不要用手抓痘痘。

祛斑要去根——从调整内分泌入手

李女士婚前就长色斑，随着年龄增长，脸上的色斑越来越多，成了她最大的心病。她一心想消除色斑，找到了美容院。可是说得天花乱坠的各种美容祛斑方法对李女士却毫无作用。色斑真的就这么可怕吗？中医又有什么办法吗？

《内经·素问·上古天真论》中说："女子……五七，阳明脉衰，面始焦，发始堕。六七，三阳脉衰于上，面皆焦，发始白。"阳明经（就是胃经）起于迎香穴，经过脸部，而胃主血所生病，气血衰是由胃经而得。当血不能滋荣于面部时，脸就开始变得憔悴，容易长鱼尾纹、抬头纹和色斑，从而显出老相。面部皮肤犹如人体健康的一面镜子，女人应该在日常生活中通过观察面部随时关注自己的健康状况，一旦发现长出色斑绝对不能掉以轻心。

色斑在中医学上称为“黧黑斑”，是一种常见的面部色素代谢障碍性疾病。其中最常见的就是雀斑和黄褐斑。

色斑可能光临的原因

遗传：雀斑主要是常染色体遗传影响形成的，多从5岁左右儿童开始，女性居多，春夏重，秋冬轻。表现为淡褐色至黄褐色、针尖到米粒大小的斑点，往往呈对称分布，以面部（特别是鼻部）最为明显。

紫外线照射：日光中的紫外线照射是色斑形成的重要原因，所以爱美的MM们夏季必须注重防晒，谢绝色斑光顾。

内分泌失调：内分泌失调是女性产生色斑的一个重要原因。另外，内分泌不稳定时往往会引起情绪失常，也会间接形成色斑。

生活习惯：生活压力、偏食挑食、经常睡眠不足等不良生活习惯会让黑色素增多。睡眠时间不固定的人皮肤代谢率不好，也会催生黑色素颗粒。

根本上祛斑——从调整内分泌入手

▮内分泌失调的原因

①情志不畅，肝气不能正常疏泄，气滞血淤。

②每月例假造成气血流失，容易引起内分泌失调。

③失眠、饮食不规律、劳累等诸多生活因素都能引起内分泌失调。

▮调节内分泌，治疗色斑

服用中成药调理内分泌，主要作用是化淤通络，改善循环，消除体内毒素的淤积，使人体机能恢复到良好的状态。服药一定要在医生的指导下使用。还应科学饮食，多吃水果、新鲜蔬菜及高蛋白、低脂肪的食物。另外，应注意多喝开水，补充体内水分，保持大便通畅。尽量避免日光曝晒，避免使用避孕药。

中药祛斑良方

①五白消斑膏

做法：白附子、白芨、白芷各10克，密佗僧3克，白蔹、白丁香各5克。将这些药研成细末，置干燥处备用。每天用少许药末加鸡蛋清调成稀膏，睡觉前先用清水洗净面部，然后用膏涂在有斑部位，清晨起床后再洗净。此方对面部色斑效果很好。

②退斑汤

做法：熟地、生地、当归各15克，茯苓、白藓皮15克，柴胡、香附、川芎、白僵蚕、白术、白芷各10克，白附子、甘草各6克。水煎取汁服用，每天服1剂，对黄褐斑效果很好。

祛斑简易偏方

①每天吃一片维生素C和维生素E，可能祛掉你的色斑！

②用干净的茄子皮敷脸，一段时间后，小斑点就会越来越不明显了。

③每天喝一杯西红柿汁或经常吃西红柿，对防治色斑也有很好的作用。因为西红柿中含有丰富的谷胱甘肽，这个可抑制黑色素，从而使沉着的色素减退或消失。

④洗脸时，在水中加一汤匙食醋，有减轻色素沉着的作用。

⑤将柠檬榨汁，加糖水少许饮用。柠檬中含有大量的维生素C，还有钙、磷、铁等很多微量元素，常饮柠檬汁不仅能减轻黑色素沉淀而起到祛斑作用，还能美白肌肤呢！

⑥木瓜拌以牛奶，用搅拌机打碎后敷在面部，大约20分钟后清洗掉。经常使用，会有很不错的效果。

小毛孔，让女人大恐慌

《黄帝内经·素问·五藏生成篇》曾说：“肺之合皮也，其荣毛也。”“风、寒、湿三气杂至，合而为痹也……以秋遇此者为皮痹。”皮毛是皮肤、汗腺、毛发等的总称，是身体的表面部分，也是人体抗御外邪的重要屏障。皮毛由肺输布的卫气与脾的津液来进行温养，肺的功能正常就能使皮毛的汗孔开合正常而起到保卫机体、抵抗外邪的作用。肺气充足，毛孔开合正常，皮肤才能润泽。

现代医学认为，毛孔是皮脂腺分泌的油脂流向肌肤表面的小通道，在人的面部共有两万多个毛孔，肉眼不易看到的毛孔，由于年龄的变化、季节的变迁，以及女性生理周期、怀孕、精神压力等因素，油脂分泌过盛，毛孔就会变得粗大，看上去很不雅观。而且毛孔粗大，细菌很容易侵入，就会出现青春痘等疾病。粉尘、残妆等污垢也会堵塞毛孔，使其更加明显，肌肤就变得粗糙了。

皮肤表面的毛孔可分成毛孔与汗孔两类。汗孔很细微，不会改变；而毛孔则是皮脂腺的开口，当皮脂分泌过于旺盛时，就会在毛孔堆积成半固化的状态，逐渐氧化、发炎、角化，形成恶性循环。而过多的油脂容易与污垢混合堆积，形成粉刺阻塞毛孔，毛孔被撑得越来越大。

收缩毛孔最简单的办法是学会洗脸。洗脸时要先用温热的水洗，让毛孔处于打开的状态，以便让脏物能够顺利冲洗掉，洗完脸后再用冷水轻泼脸庞，这样有助于毛孔的收缩。

毛孔缩小的关键

毛孔缩小的关键在于肌肤细胞间的水分要充足。细胞间的空隙变小，往表皮层推挤，毛孔自然就变小了。

如果通过放大镜对肌肤仔细观察，就会发现年轻肌肤的纹理是呈“米”字形的，有彼此穿梭的线条，这样就能保住水分——肌肤较厚实，毛孔也就不明显了。而当肌肤老化时，纹理就会变成“川”字形，这种平行的纹理很薄，很难保住水分，毛孔也就变松变大了。

保湿对皮肤是非常重要的。干性肤质的女性更容易出现毛孔粗大，其中大部分是由于保养不当和肌肤老化，人体新陈代谢脱落的角质长期堆积在毛孔里所致。

健康的皮肤是有弹性的，只要你减少毛孔里的阻塞物，它就能缩小。所以，要养成经常清理角质的好习惯。

缩小毛孔的几个妙招

冰敷：把冰过的化妆水用棉花沾湿，敷在毛孔粗大或是不干净的地方，有很不错的收敛效果。

毛巾冷敷：专门准备一条干净的专用小毛巾，平时放在冰箱里，每次洗完脸后，用冰毛巾在脸上轻敷几秒钟。

用水果敷脸：西瓜皮、柠檬皮等都可以用来敷脸，这些水果皮有收敛柔软毛孔、抑制脸部油脂分泌和美白肌肤等多重功效。

柠檬汁洗脸：洗脸时在清水中滴入几滴柠檬汁，既可收敛毛孔，又能减少粉刺和面疱的产生，对油性肌肤的人有很好的效果。但是，要注意浓度不可太高，更不能将柠檬汁直接涂在脸上。

鸡蛋橄榄油紧肤：将一个鸡蛋打散，加入半个柠檬的汁和少许粗盐，搅拌均匀，再加少许橄榄油，混合均匀，储存在冰箱里。每周1～2次，取少许敷在脸上做面膜，能让肌肤紧实，紧缩粗大的毛孔，使皮肤光滑细致。

栗子皮紧肤：把栗子的内果皮捣成末状，与蜂蜜混匀充分搅拌，每天涂面部一次，能使脸部毛孔缩小，皮肤紧致有弹性。

黑头，随时爆发的死火山

王女士已有10年的与黑头战斗的经历了，在这漫长的过程中，她尝试过N种方法，什么鼻贴、去黑头的鼻膜、自制的蜂蜜加红糖的偏方，但是黑头依旧如影随形，令她愁眉不展。黑头随时爆发，已成为她心头的阴影，自信心一次次遭到打击，真不知这场噩梦将持续到何时啊！

据了解，约有90%的女人受过黑头困扰。特别是亚洲人的皮肤，大多是混合性皮肤，T区比较油，而两颊又相对干燥，所以亚洲人T区爆发黑头粉刺更是普遍现象。

《内经》说："鼻者，肺之官也。"又说："脾热病者，鼻先赤。"鼻为肺窍，而鼻头又属脾胃经。从五行学说来看，脾胃属土，五方中与之相对应的是中央，鼻在面部位处中央，所以看鼻能看出脾胃的情况。由此可见，这些可恶黑头的根源仍然是我们身体内部的脏器，总是脱不了内分泌紊乱的原因。

现代医学认为，黑头是硬化油脂阻塞物，在额头、鼻子等部位最为明显。当油脂腺受到了过分的刺激，毛孔里充满过多的油脂而造成阻塞，鼻头和周围的地方就会变得油腻腻的，非常不舒服。这些油脂会慢慢硬化，氧化后就成为黑色的小点，这些小点就是黑头。这些油脂阻塞物真是令人厌恶啊！

治理黑头的天然武器

①盐加牛奶

取少许牛奶加盐，在盐处于半溶解状态下开始按摩面部，按摩半分钟后再用清水洗净。

提示：盐还没有完全溶解，所以按摩时一定要轻柔。按摩后皮肤会重新分泌干净的油脂保护皮肤，所以在洗完之后不要使用任何化妆品。

②珍珠粉

将质量较好的内服珍珠粉用清水调成膏状，均匀地敷在脸上；然后用手在脸上进行按摩，动作要轻柔，直到珍珠粉变干为止；最后用清水将脸洗净就可以了。

③蛋清

取鸡蛋一个，将蛋白与蛋黄分开，留用蛋白部分。将化妆棉撕成薄片，再将撕薄后的化妆棉浸入蛋白中，取出贴在鼻头上15分钟，等化妆棉干透后再慢慢撕下。

④鸡蛋壳内膜

将鸡蛋壳内层的薄膜小心地揭下来，贴在鼻子上约20分钟，待干后撕下。

⑤米饭

拿一小团米饭在鼻子上揉，米饭的黏力能把鼻子上的很多脏东西都带下来。10分钟后用清水洗净就可以了。

⑥橄榄油

每天清洁面部之后，用橄榄油轻轻按摩鼻子，然后再清洁皮肤。

提示：油脂的溶解可不是瞬间的事情，按摩时间在30分钟到1小时最好。

MM们千万不要用手挤黑头，这样会严重损伤皮肤，而且指甲内往往藏有很多细菌，特别容易导致皮肤发炎，毛孔就会越变越大。刷擦能用于去角质，对去黑头却没有什么作用；要是太过用力，反而会擦伤没有角质的皮肤。

暗黄肌肤是因毒素淤积

要是肌肤突然出现暗黄、发灰的情形，那是提示身体出现不可忽视的问题，说明您可能因为压力过重，造成体内的毒素淤积。

《黄帝内经·素问·上古天真论》中说："女子七岁肾气盛，齿更发长。二七而天癸至，任脉通，太冲脉盛，月事以时下，故有子。三七肾气平均，故真牙生而长极。四七筋骨坚，发长极，身体盛壮。五七阳明脉衰，面始焦，发始堕。六七三阳脉衰于上，面皆焦，发始白。"

由此看来，女性在35岁后身体和生理功能都开始衰退，这时就会出现"面始焦"，也就是所谓的面色发黄。这就提醒成熟的女性从现在就要积极地养颜防衰，充实脏腑的精气，永葆青春的活力与容光。

从中医角度来说，忙碌的生活使得饮食没有规律，不能保障合理的营养，很容易造成脾胃不和而出现贫血等问题。尤其是在消化不良、血虚的情况下，连营养的日常供给都达不到，肌肤不能得到养分；若是多愁善感与忧虑过度，则"思虑伤脾"，肌肤逐渐就会变得暗黄无华。

黄脸婆拯救计划

每天尽可能多喝水，以清洁肠胃。即使很难做到按时吃饭，也要尽量保证饮食的质量。一定要少吃油腻的食物和甜食，避免伤及脾胃。多吃青菜、水果的同时，可以适当吃一些瘦肉、坚果和豆类食品。另外，煲汤时放入当归、大枣，调节脾胃的效果很不错。

尽量少使用化妆品，一定要注意彻底清洁肌肤。暗黄色的肌肤往往是因为严重缺水，所以洗脸、沐浴时要使用具有保湿、滋润作用的产品，可以多用蒸汽或热毛巾来敷脸。

在饮食及使用外用护肤品上，都要尽可能地摄取维生素。因为维生素A可以改善老化的肤质和暗沉肤色；维生素C能够抑制色素沉着，排除肌肤中的毒素；维生素E能抵御游离基对肌肤的侵害，使肌肤中的血液变得洁净，是女性美容的得力助手。

多做有氧运动，如跳操、快步走、慢跑等，既可以舒解压力、调节情绪，又能帮助消化，十分有益于改善肌肤。

老中医外用美容秘方

药物：白芷、白芍、白芨、白术、白蒺藜、白僵蚕各50克，白茯苓100克。

制法：将所有药物研成粉末，再用凉开水调和，敷脸。

主治：面色发黄，面上有色斑。

用法：每天晚上睡觉前，将药物用冷开水调和后敷脸，每次40分钟左右。连用3天，再停1天。肤色好转后可改为间隔1～2天用一次。

注意：研末时至少要研三遍才够细。如果皮肤出现无法忍受的辣痛感，则要停药。

怎么用珍珠粉减轻面部色素沉着？

1．取珍珠粉4克，加鸡蛋清搅和均匀，在脸上涂上一层，15分钟后洗掉，可治过敏，并能祛痘。

2．取一些珍珠粉加少量牛奶调匀，再加一些蜂蜜，量不要太多；然后用温水洗净面部，将调好的珍珠粉混合物均匀地敷在脸上，雀斑处多按摩一会儿，促进血液循环，促进皮肤对营养物质的吸收。20分钟后用温水洗掉。每晚睡前使用效果最好。

3．取香蕉一只，剥皮后捣烂，加入两匙橄榄油和0．3克珍珠粉，调匀后涂抹于面部，10分钟后洗净，可消除皱纹，保持肌肤光泽。

怎么用菊花抑制皮肤黑色素的产生？

菊花性甘，微寒，含有丰富的香精油、菊色素，可有效抑制皮肤黑色素的产生，柔化表皮细胞。

1．红枣50克、粳米100克、菊花15克，放入锅内加水煮粥，待粥煮至浓稠时，加适量红糖即可食用。可使面部肌肤红润。

2．将30克白果去壳，用开水烫去衣，去心；白菊花4朵洗净，取花瓣备用；雪梨4个削皮，取梨肉切粒。将白果、雪梨放入锅中，加清水适量，用武火烧沸后，改用文火煲至白果烂熟，加入菊花瓣、牛奶200毫升，煮沸，用蜜糖调匀即成。

去除多余角质，让肌肤亮起来

角质层位于肌肤最外层，能够保护肌肤，保存水分。老化的角质会影响肌肤正常的新陈代谢。美容就必须要去除老化的角质，维持肌肤正常的新陈代谢，让皮肤变得更加细致光滑。

《黄帝内经·灵枢》说：“阴中有阴，阳中有阳……内合于五脏六腑，外合于筋骨皮肤。是故内有阴阳，外亦有阴阳。在内者，五脏为阴，六腑为阳；在外者，筋骨为阴，皮肤为阳。”

皮肤与脏腑是相互对应而非孤立的，皮肤的健康必然以脏腑功能健康为基础。女人首先应确立一个观念：无论多么昂贵的化妆品、多么高档的护肤品，都只不过是一种辅助手段，而绝对不可能取代健康的地位和价值。

一般人的细胞由生到死的代谢时间约为14～28天，年纪越大，细胞代谢所需时间越长，可达35天，甚至更久。健康皮肤循环更新也是以此为周期的，因此去角质的频率也应该遵循28天一次。

判断角质堆积是否过多

皮肤会用两个显著的信号来提醒女人：

①皮肤看起来有些暗沉，触感也会略有粗糙而不平滑。

②使用护肤品，在很长一段时间内，似乎是“浮”在皮肤表面而不能被肌肤吸收。

判定毛孔角化症

如果具有以下症状，则已不折不扣地发展成了毛孔角化症。

①皮肤很粗糙，还有脱屑，摸起来凹凸不平。

②四肢如手臂和大腿的外侧，以及小腿、背部等地方出现像粉刺一样的小突起。

③全身皮肤上出现很多红色的小点点。

④皮肤毛孔的颜色变深，甚至变为红色或红褐色。

去除多余角质方法

①先彻底将脸部清洁干净，然后再开始去角质。

②鼻子、额头、下巴是角质最多的部位，用去角质磨砂膏轻轻揉擦这些部位，效果不错。

③脱角质时要顺着皮肤的生长方向进行，不能太过用力，也不要一下子脱得太多，避免皮肤搓伤或脱皮。

④脱角质后，脸部会缺少水分，要加强滋润，才不易引起皮肤干燥敏感。

去角质增白美容方

①令面色白方

本方中白芷善行头面而祛风，草乌头祛风湿，大枣解草乌毒，麝香活血增香，桃仁润面活血，半夏悦泽面部，甘草调和。诸药共用，专祛面部风邪并活血行血，故可润面美容。

配方：羊脂、狗脂各200克，白芷10克，草乌头14枚，麝香少许，桃仁14枚，甘草30克，半夏15克。

用法：诸药合煎，去滓，涂面。

作用：护肤保健，去除角质，令皮肤面白，似玉色光润。

②白杨皮散

白杨皮善祛皮风，冬瓜仁荡除肺胃壅遏，“令人悦泽好颜色”，“祛皮肤风，润肌肤”。桃花活血，悦泽人面。本方对于体实气壮、角质增厚、皮肤粗黑、素有蕴热者最为适合。三药合用，令人内无邪滞，营卫通畅，血气上华而肌润面泽。

配方：白杨皮25克，桃花30克，冬瓜仁40克。

用法：诸药各捣筛，共为细末。每次服3克，温酒调下，一日3次。

功能：细肌，增白，去角质。

作用：头面手足皮肤粗黑者，久服可令面光泽白净。

第六章　抓住青春，延迟衰老

皱纹、眼袋、黑眼圈，这些都是爱美女性最大的敌人。对付这些可怕的敌人，一定要早日开始。现在就行动吧，把青春留在自己的身边。

Up，让肌肤随时保持向上的姿态

王太太自从生了小孩，便将全部精力放在孩子身上。才一年多，王太太的皮肤就松弛了，脸也变得粗糙起来。大家见面之后，感觉她整个人都是松弛下垂的，怎么也找不出生育之前的奕奕神采。

女人生了小孩或是而立之年后，都会出现皮肤松弛的现象。使青春美丽留驻，让肌肤紧致不松弛，随时保持向上的姿态是每一个爱美女性的梦想。

《黄帝内经》认为“肺主气，外合皮肤”“脾主四肢肌肉”，肌肤的滋润是受到了肝血、肾精的滋养，以及心气运行血液的作用。面部的不同部位又各为五脏所管辖，肌肤与五脏关系都很密切。

外在的皮肤情况反映了内在的脏腑的气血充盈与否。女人生小孩之后，或年满30岁，或身体发生病变，都可能出现气血不足，引起肌肤松弛、下垂、起皱纹等现象。

要让肌肤保持健康向上、有弹性，就要内外兼修——内补脏腑，外养肌肤。补脏腑的药方和膳食已经介绍不少，这里再补充说说外养肌肤的方法。

果蔬涂脸，养肤佳品

黄瓜切成小块，榨取汁液，用棉花蘸汁液涂在脸上，主要是皱纹多的部位，每天一次，能收敛和消除脸部皮肤皱纹，是天然美容消皱佳品。

将西瓜皮切块，直接涂抹在脸上，半小时后用清水洗净。每周3次，可使皮肤细嫩白净。

鲜苹果一个，捣碎成泥状，敷于面部，保持15分钟，使其充分渗透，然后洗净，用温水洗脸，再用冷水洗一次。

家庭蒸汽美容，熏出弹性肌肤

脸盆中倒入90～95℃热水，包好头发，面部与水面相距10厘米，每次几分钟。然后用干毛巾吸干面部水分，休息几分钟，再熏一次，最后用润肤霜外涂。每周两次。

取菊花或橘皮少许，置水中煮沸，产生湿热蒸汽。面部包上毛巾，以蒸汽熏蒸面部皮肤——要注意安全——然后用冷水洗脸，让毛孔重新收缩。每周两次，有良好的润肤美容作用。

蒸汽美容外养法效果明显，且简便易行，爱美女性不要忘记尝试哟！

养肤药粥

①莲子百合粥

健胃、滋养、收敛、安神，适合脾胃虚弱、食欲不振的女性养颜。

做法：大米100克，桂圆肉20克，通心莲子25克，百合25克，冰糖适量。将莲子用温水浸软。大米淘净后加莲心、百合、桂圆与适量水煮成粥。加冰糖调味后食用。

②木瓜生鱼汤

木瓜含有丰富的维生素A，是一种极为滋润的水果，经常食用能改善干燥肌肤；而生鱼富含较多优质蛋白质，营养很丰富。两者一起煲汤，能够滋润养颜，让肌肤滋润有弹性。

做法：木瓜1个，生鱼200克，红枣6个。木瓜去皮、去籽，切成大块；红枣洗净去核；生鱼切片。水烧沸，放入所有材料，用慢火煲约两小时即可。

月子按摩三部曲

▌乳房按摩

①用两手掌托住两乳房，从下往上进行按摩，反复做20次，每天做3次，可使乳房不下垂。

②用食指、中指指腹沿乳腺管纵向按摩，反复20次，可促进乳腺管通畅。

③用拇指、食指、中指在乳晕四周进行旋转按摩，手可以变换方向，能使乳晕、乳窦变柔软。如果乳窦较硬，则要按摩较长时间。

▌颈肩部按摩

①一只手放在后颈部，从脑后往下拿捏到颈根。两手交替，反复做5次。

②一只手放于前面拿捏对侧肩井穴和肩周围。两手交替做3分钟。

③双手五指交叉，放在颈后部，做有节奏的屈伸动作8次。

▌脸部按摩

①彻底清洁脸部。摩擦双手，让手产生热感。

②拇指外的四指在嘴角对齐，轻轻地沿脸颊做10次按摩，上移时呼气，下降时吸气。

③用食指、中指按压眼角，呼气时强压6秒，放开时吸气，反复做10次。

无皱美女更可人

大学毕业10多年了，今年恰逢校庆50周年，大家重聚校园开了一个同学会。多年不见，岁月痕迹改变了曾经青春的我们，特别是女同学，脸上大多有了细细的皱纹。但是以前在班上不算漂亮的张艳却还像刚毕业时一样拥有一张年轻态的脸。我们仔细看了看，她面部的皮肤居然滋润如少女，半根细纹也没有。女同学们纷纷向她讨教保持皮肤无皱的独门秘方。她笑了笑说，其实也没什么秘密，只不过把在中医学院学到的养生和养颜知识都运用上了而已。

《黄帝内经》中说："心，充脉华面……肝充筋华爪……脾主四肢肌肉，充肌华唇，开窍于口……肺气宣发，外合皮毛……肾为先天之本，主藏精。"这段话指出了人体内气血的变化必然会反映到外在的皮肤。皱纹的产生就是心、肝、脾、肺、肾五脏功能衰退的表现。"有诸内，必形诸外"，皱纹与五脏功能的盛衰有密切的关系。若想让皮肤保持年轻滋润的状态，就要好好保养五脏。除了在前文中介绍过的一些保养五脏的方法，下面还要介绍一些生活中方便实用的办法。

气功消皱纹法

①展平额头皱纹

自然站立，舌抵上腭，全身放松，两脚并拢，双手手指放在太阳穴稍上的部位，用手运动头皮，沿上、下、前、后方向运动。让肌肉带动头皮运动，反复做3～5分钟。

②消除眼眶鱼尾部皱纹

用双手中指向鼻梁按摩眼下眶部位，垂直向鼻梁压，反复做36次，最后双手中指按摩眼外目眦旁2～3厘米处，按摩36次。用意念想象额部、眼周围的皱纹消失15～30分钟，收功。两手掌心搓热，按摩面部。早中晚各一次。

消皱纹美容汤

此方是女性的祛皱靓汤。

配料：鸡骨架1个，鸡皮150克，葱、姜、盐、绍酒适量。

制作方法：将鸡骨架、鸡皮洗净，放入锅内，加清水，烧开后撇净浮沫，加绍酒、姜、葱，用小火熬至肉烂，再加入味精、精盐各适量。

功效：消除皱纹，滋润肌肤。

食用方法：佐餐食用，每日饮200克。可做餐后汤饮，常饮为佳。

细腻肌肤消皱饮料

此方是未老先衰、皮肤皱纹较多女性最需要的饮品。

配方：薏苡仁粉20克，维生素A25滴，软骨素1克，清水适量。

制作方法：用文火将清水烧沸，加入薏苡仁粉煮30分钟，然后加入软骨素，滴入维生素A，混匀服用。

功效：除皱纹，美肌肤。

可做饮料随时饮用。

美肤消皱药茶

此方有消除皱纹、容颜不老的奇效，又被称为容颜不老方。

配方：生姜300克，茴香50克，大枣200克，沉香、丁香各25克，盐30克，甘草150克。

制法：诸料焯碎成细末，和匀后放于干燥处备用。每日清晨用开水泡10克，当早茶饮用。

美肤祛皱自制果蔬饮料

此方能丰肌泽肤,减轻皱纹，使皮肤嫩白红润，富有光泽。

配方：芹菜、花椰菜、黄瓜、西红柿、葡萄、柚子、橘子、蜂蜜、牛奶各适量。

制作方法：芹菜、花椰菜、柚子、葡萄、西红柿、黄瓜、橘子取汁，将蜂蜜和牛奶加温水调匀。以上混合均匀即可饮用。

能祛皱的时尚果蔬

丝瓜、香蕉、橘子、西瓜（取皮）、西红柿、草莓等瓜果蔬菜都有良好的祛皱养颜作用，可制成面膜敷面，能光洁颜面，平展皱纹，给皮肤最自然的滋润。

丝瓜藤，新发现的润肤祛皱佳品

这是日本东京大学野龙教授发现的美容新法，有独特的疗效。

制作方法：在丝瓜藤生长最旺盛的时期，将离地1米以上处的茎剪断，将断藤的切口置于瓶中，封住瓶口，放置一昼夜，待茎中的汁滴出，即可得到丝瓜水，以此涂面。

功效：清热解毒，凉血活血，润肤除皱。

适应面疱、粉刺、皮脂腺分泌过多者，能祛除皱纹，增强脸部的润滑感。

眼部衰老，美目不在的遗憾

《灵枢·大惑论》曰："五脏六腑之精气，皆上注于目而为之精，精之窠为眼，骨之精为瞳子，筋之精为黑眼，血之精为络，肌肉之精为约束。"

中医认为，眼睛是人体五脏六腑之精气上注于目而形成的，它的各个不同部位也由五脏的精气滋养。当人体五脏的气血开始衰弱时，眼睛得不到五脏的濡养，就会渐渐衰老，表现为眼光无神、眼圈晦暗、眼角鱼尾纹增多。

生活不规律、工作压力大、迷恋夜生活……这些都可能使五脏过度运转，提前开始衰老。五脏衰老了，眼睛跟着就会失去光泽。所以，不懂生活的人，30岁的年纪就会有50岁的眼睛。

《黄帝内经》很重视对眼睛的养护，《灵枢·脉度》有"肝气通于目，肝和则目能辨五色矣"的说法，指出眼睛与肝功能密切相关，肝的气血充盈能让眼睛明亮有神。

枸杞子菊花饮，最经典的明目饮品

饮用方法：枸杞子10克，菊花5克。每天用热水冲泡饮用。能清肝明目，让眼睛轻松、明亮。

按摩眼睛，眼疾不再烦扰你

▌五种点穴明目防疾法

睛明穴：用大拇指和食指紧捏两眼内眼角凹陷处睛明穴，上下推拉9次，再圆形揉按9圈。每天按摩，会让眼睛轻松无比。

攒竹穴：用两手抱住后头部，用拇指点压眉毛内侧端凹陷处的攒竹穴，从内向外推拉9次，揉按9圈，自感舒服有酸胀感最好。

瞳子髎穴：两手食指压在目外眦外方眶周外侧瞳子髎穴。按住穴位上下推拉9次，向内揉按9圈，再向外揉按9圈。反复揉按6组，自感舒服有酸胀感最好。

承泣穴：用双手食指点压承泣穴(承泣穴位于眼平视，瞳孔直下，下眼眶边缘上方)向外成圆形揉按9圈，再向内揉按9圈。如此连续揉按6组，自感舒服有酸胀感最好。

四白穴：两手半握拳，食指点压四白穴(四白穴位于眼眶下缘中点直下一横指处)，上下推拉9次，向内揉按9圈，再向外揉按9圈。如此反复做6组，自感舒服有酸胀感最好。

▌刮眶明目防疾法

两手大拇指按太阳穴(位于眉梢与目外眦连续中点向后约1寸的凹陷处)，两手半握拳，以食指第二节内侧轻刮眼眶，自内向外，先上后下，使眼眶周围的一些穴位受到按摩。反复练习32次，自感舒服有酸胀感最好。

▌浴眼揉珠明目防疾法

用两手食指、中指指腹贴在上下眼皮上向外、向内推拉按摩9次，轻揉眼珠9次。反复做6组，轻重要适度。

防眼睑松弛、肿胀、疲劳的妙法

闭眼、睁眼法：闭眼，上眼皮放松，停3秒；接着尽可能把双眼睁大，再停3秒。重复18次。

闭目转眼法：两目微闭，将双眼左转9次，再右转9次，然后闭眼6秒，睁大双眼。反复做3组，眼睛有酸胀感就好。

睁目旋转法：两手五指分开微屈，掌心对脸，头保持正位不动，做逆时针旋转，速度要缓慢。同时，两眼睁目随手旋转，旋转一周停3秒，重复9次。接着，再顺时针转旋转9次。反复做3组。

消眼睑浮肿法：早晨起床或午休起床后发现眼睛浮肿，可用冷毛巾敷眼3分钟，能消除眼睛四周的浮肿。

基础护眼，饮食有方

常吃鱼可防老年失明：常吃鱼不仅可以保护大脑和心脏，还能预防老年性黄斑病变。国外最新研究发现，平均每周吃两次鱼的人比其他人患病的概率低36%。

多吃胡萝卜素预防干眼症：干眼症的症状为结膜干燥、没有光泽、泪液减少、畏光、眼痛、干涩等。视黄醇缺乏是干眼症的主要成因，它可以从食物中的维生素A和β－胡萝卜素中得到补充。因此，我们可以通过饮食摄取胡萝卜素来预防干眼症，应多吃蛋、鱼、动物肝脏、西红柿、深绿色蔬菜、芒果、青苹果、哈密瓜等含有丰富维生素A和β－胡萝卜素的食物。

营养全面，预防夜盲症：夜盲症是营养不良性眼病，在饮食中加强营养尤为重要。可多食用动物肝脏和粗粮，注意荤素搭配，均衡营养。食品的烹调时间不能太长，温度不能过高，以免破坏维生素A和β－胡萝卜素。

多补充维生素C，预防白内障：老年性白内障的症状为晶状体混浊而视力缓慢减退。研究发现，白内障患者多缺乏维生素C。因此，要多食西红柿、橘子、苹果、葡萄、西瓜、猕猴桃等富含维生素C的蔬菜水果。

多吃黑豆、蜂蜜，预防老花眼：老花眼表现为近视力逐渐减退，这是一种正常的衰老现象。中医认为，老花眼是由肾水亏损、精血不足而引起的，平时常食黑豆、蜂蜜，可补肾、养血、明目，让老花眼晚点儿出现。

电脑族的护眼食物：你的眼睛有干涩、血丝、眼痛、怕光、流泪，甚至红肿的现象吗?如果有，说明你的眼睛已经受到了伤害。多吃一些营养眼睛的食物是最方便、最有效的护眼方法。比如多吃维生素A含量最多的胡萝卜等绿、黄色蔬菜及红枣等。芝麻、大豆、鲜奶、小麦胚芽等食物可以补充维生素B2，也很重要。

黑眼圈——肾气不足、寒邪凝滞

《黄帝内经》说：“目者，五脏六腑之精也，营卫魂魄之所常营也，神气之所生也。”黑眼圈以女性为多。中医理论认为，黑眼圈与肾气不足、寒邪凝滞有关。眼眶有黑晕是肾虚的表现，一般是肾阳虚与肾阴虚两种不足所造成。

在生活中，睡眠不足、疲劳过度、房事没有节制、营养不良都是形成黑眼圈的常见原因。另外，吸烟、喝酒也是形成黑眼圈的重要原因。防治黑眼圈的关键在于科学安排作息时间，保持健康的生活方式，克服不良生活习惯，饮食营养合理，不抽烟，少喝酒。

常吃药膳防治黑眼圈

①苹果生鱼汤

此汤能防止黑眼圈和眼袋的出现，还能治疗脾虚、气血不足、头晕、无力、食少、失眠。

做法：苹果3个，生鱼1条，生姜2片，红枣10枚，盐少许。生鱼去鳞，冲净鱼身，放入油锅煎至鱼身成微黄色。苹果切块，生姜切片，红枣去核。沙锅内加适量清水，煮开后放入鱼、苹果、姜、红枣，用小火继续煲1个小时左右，加盐调味即可。

②洋参猪血豆芽汤

此汤能养神、补血，清除黑眼圈。

做法：西洋参20克，瘦猪肉150克，新鲜猪血200克，豆芽200克，生姜2片，盐少许。西洋参和瘦猪肉切成片状，生姜切成片。沙锅中加清水煮至水开后放入全部材料，改用小火继续煮1小时左右，加盐调味即可。

能减轻黑眼圈的普通饮食

绿茶：经常饮用，可消除因电脑辐射引起的黑眼圈。此外，外敷绿茶包也能起到减缓黑眼圈的作用。

芝麻：富含维生素E，对眼球和眼肌都具有很好的滋养作用，能缓解黑眼圈的形成，还能促使秀发乌黑靓丽，难怪有人将芝麻视为“魔法食物”。

胡萝卜：含有大量的维生素A，能维持眼上皮组织正常机能，改善黑眼圈，使眼睛明亮有神。

海带：富含铁质，经常食用能缓解黑眼圈的困扰。

鸡蛋：富含优质蛋白质，对缓解黑眼圈有一定功效。

中医按摩除黑眼圈法

①用拇指按住两边的攒竹穴(眉头之间稍浅的凹陷)，手法是把两个穴位向中间一起推。

②用中指或食指轻轻地向内侧推揉丝竹空穴(眉尾部分稍稍凹陷的部位)。

③用中指按住太阳穴(眉梢和外眼线连线处向外1厘米处)轻轻地揉动。

④用无名指按压眼尾处、四白(下眼眶中内1/3处)、睛明(内眦角内上方)、迎香(鼻翼外侧)，每个穴位按压10秒钟，连续做8次。

⑤将无名指放在下眼睑，中指放在上眼睑，由内向外轻拉按摩。再用食指、中指和无名指指尖轻弹眼周数圈。

敷眼法

土豆片敷眼：土豆刮皮、清洗后，切成薄片。将土豆片敷在眼上约5分钟，再用清水洗净面部，早晚各一次。

柿子泥敷眼：将熟透的柿子捣烂成泥，调匀后敷眼约10分钟，敷完用湿毛巾抹掉，早晚各一次。

茶叶敷眼：用泡过的红茶包敷于黑眼圈上，约5分钟。

有眼袋了，你该注意什么

黄小姐非常爱美，希望自己像明星一样漂亮，一有空就到美容院做护理。几年前流行描眼线，为了漂亮，她也天天去描。今年，她发现自己开始有眼袋了，而且越来越重。黄小姐非常苦恼，到处求医问药，却一点也没有好转。

《灵枢·大惑论》曰："五脏六腑之精气，皆上注于目而为之精，精之窠为眼……血之精为络………肉之精为约束。"中医认为，眼外肌为约束，在五轮学说中为肉轮，五行属脾。眼袋的形成和脾胃的功能有着直接的关系，特别是脾脏功能将影响肌肉的功能和脂肪的代谢。中医所说的约束之处就是眼袋形成的部位。从经络穴位的解剖部位来看，眼袋产生的位置恰好又是足阳明胃经起始的地方，所以对胃经进行针灸，给予良性刺激，能提高脾胃功能，是治疗眼袋的有效方法。

眼袋有先天性和获得性两种。先天性眼袋是遗传形成，而获得性眼袋是由于眼睑皮肤长期受到不良刺激形成的，如爱哭、流眼泪、不正确的按摩方法、经常画眼线等都是导致眼睑皮肤松弛和萎缩的重要原因。

睡得好，眼袋自然不见了

眼睑皮肤的松弛或薄弱是形成眼袋的重要原因，皮肤在睡眠中才能很好地新陈代谢，进行自身的更新和保养，保持良好的弹性和张力。睡眠在很大程度上影响皮肤的衰老过程。缺乏睡眠的皮肤很容易老化而薄弱，从而形成眼袋。睡眠质量不高还会导致眼部组织代谢不畅，造成淋巴和水分积聚，这也是形成眼袋的重要原因。要预防眼袋，最重要最简单的方法就是保证充足的睡眠。临睡之前少喝水，并将枕头适当垫高，这样才能让眼睑部位的水分分散。

进行眼部按摩，去眼袋的好方法

按摩部位：眼内外眦、太阳穴。

按摩方法：以拇指和食指按放在两眼内眦处，稍用力做按揉动作，连续揉5分钟。接着揉两眼外眦5分钟。最后用手指按揉太阳穴，连揉5分钟。既可以美容，又能够起到眼睛保健、解除视疲劳的作用。

注意事项：按揉既要有力度，又要防止损伤眼睛；按摩时宜尽力放松。

吃得合理，也能去眼袋

①要有平衡的膳食。平时应多摄入胶质和蛋白质，如肉类、鱼类、蛋类，为皮肤细胞新生提供必要的营养物质。正在节食减肥的美女也要适当食用肉类，才不会影响皮肤弹性。

②多吃富含维生素A和B、有助于保护眼睛的食物。胡萝卜、豆制品和动物肝脏都是保养眼睛的好东西。前面介绍过的苹果红枣鲜鱼汤，就是一道对抗黑眼圈和眼袋，备受推崇的经典食疗靓汤。

③维持身体正常的新陈代谢，排出体内多余的水分。可以多吃红豆、冬瓜、薏苡仁等能消除浮肿的食物。

紧致肌肤，弹、弹、弹！

女孩子总是这样，天生皮肤细腻娇嫩，20多岁时总以为自己天生丽质，对肌肤的护养毫不在意。现在年纪大了，皮肤开始松弛失去弹性了，才急得不得了，每天又是紧肤水，又是护肤霜的，大把大把的钱都送给了化妆品公司。

健康的皮肤总是光滑而富有弹性，给人以美感。女性在生长发育期，皮肤细胞不断生长，看起来很丰满，富有光泽而有弹性。女性25岁过了生长期，皮肤的代谢功能减退，皮下脂肪和水分减少，真皮组织、皮肤就会松弛老化。另外，由于长年风吹日晒、营养失调和心理负担过重，以及化妆品使用不当等因素，也会造成皱纹过早出现。

《黄帝内经》已经指出，皮肤的润泽枯燥与人的五脏有很密切的关系。女性在青春年少之时脏腑气血充盈，所以皮肤就光滑有弹性。四七（28岁）一过，人的气血开始不足，皮肤也就容易失去水分，渐渐变得苍白干燥起来，出现皱纹。我们虽然控制不了岁月的流逝，但是善于保养自己能让容颜延迟衰老。

紧肤抗皱诀窍

①黄瓜汁

用黄瓜榨汁，用棉花蘸取黄瓜汁涂脸，皱纹处要多涂些。能消除面部皱纹，使皮肤光洁细腻。

②黄瓜奶油面膜

用黄瓜汁、鲜奶油各1匙，调匀做成面膜。能使皮肤红润、紧致。

③润肤面膜

用胡萝卜1根，搅碎成泥，加入奶粉和橄榄油调匀敷面。能消除皮肤皱纹，防止皮肤老化。

④嫩肤去皱面膜

冬瓜仁粉、杏仁粉各适量，蜂蜜适量，蛋黄1个，调匀后做成面膜。每晚睡前洁面后使用，每周2～3次。能嫩肤、去皱，防止皮肤老化。

⑤蛋蜜面膜

新鲜鸡蛋1枚，蜂蜜1汤匙，搅拌均匀，临睡前将面膜均匀涂在面部。同时进行面部按摩，自然干后，用清水洗净。每周做两次，有润肤去皱、益颜美容的功效。

紧肤按摩，让肌肤弹性十足

该方法是根据经络方向及腧穴部位进行按摩美容，能让周身皮肤紧致而有弹性。

按摩方法：由上而下至足部按摩。

第一步：从目内眦开始向下至唇周、两乳内侧及腹股沟内侧，下行至大腿、小腿胫骨外侧，最后到足背，顺足阳明胃经走行，双手稍用力从上到下按摩8次。

第二步：顺手背外侧的大小肠经的走行进行刺激。从肩经肘部、前臂到食指、小指末端，可用手或器具做较强刺激8次。

第三步：足背肾经和肝经的按摩。从锁骨向下经乳内侧，向下经腹部、大腿内侧至足心，由上而下柔和地刺激8次。

第四步：沿膀胱经走行按摩，从肩胛骨内左右分开下行，从脊柱两旁由上而下至尾骶部，做强烈刺激8次。

上述方法早晚各一遍，每遍20分钟。

紧肤药膳，吃出紧致肌肤

①养颜紧肤糕

做法：莲子肉30克，核桃仁50克，黑芝麻、枸杞子各20克，玉米、山药各250克，红糖适量。将所有原料捣碎成粉，加入红糖及水，搅拌均匀，揉制成团状，再分成块，蒸熟成糕即可食用。

②怎么吃银耳能让皮肤细腻富有弹性？

银耳含有蛋白质、脂肪和多种氨基酸、矿物质及肝糖。银耳蛋白质中含有17种氨基酸，人体所必需的氨基酸中的大部分银耳都能提供。银耳还含有多种矿物质，如钙、磷、铁、钾、钠、镁、硫等，其中钙、铁的含量很高，具有强精补肾、滋肠益胃、补气和补血等功效。银耳中还含有类似阿拉伯树胶的成分，有滋养皮肤角质层的作用，经常食用，可使皮下组织丰满，让皮肤细腻富有弹性，还能祛除脸上的雀斑、黄褐斑。

取银耳10克放进温水中泡2小时，除去蒂头、杂质、撕成瓣状，红枣5枚洗净去核，大米100克洗净，冰糖20克打碎。银耳、红枣、冰糖与米放入锅中，加水大火烧开，再改文火煮到银耳熟透。可滋阴润肤、止咳护肤。

取银耳10克用温水泡发，除去蒂头、杂质，撕成瓣状，鹌鹑蛋4个煮熟剥皮，冰糖25克打成碎屑。将银耳放入锅内，加水大火烧开，再改文火煮到银耳熟透，加入熟鹌鹑蛋及冰糖，可润肤补血，适用皮肤干裂等症。

取银耳10克研成末，加入鲜奶35克、食醋少许、甘油数滴，搅匀后敷涂面部，半小时后用清水洗去，可使皮肤细腻柔和。

肌肤有多湿润，就有多水嫩

罗小姐本是个肌肤娇嫩如水的女孩子，前几天拉肚子，又没吃一点东西，一下子就脱水了，皮肤变得干燥枯黄，完全没有了光泽，仿佛几天之间就老了10岁。

《灵枢·阴阳二十五人》说："美眉者，足太阳之气血多。恶眉者，气血少。其肥而泽者，气血有余；肥而不泽者，气有余血不足；瘦而无泽者，气血皆不足。"

中医认为，脾胃所吸收的水谷精微与肾中的先天精气相合，化生为津液、气血，循人体的经脉濡养皮肤四肢。津液充足，肌肤就湿润，皮肤看上去就会润泽娇嫩。

人体中有70%是水，肌肤是人体与外界接触最多的部分，风吹、光照都会让肌肤大量失水。失水过多，皮肤就会干燥、起皱。所以，女性保持皮肤的湿润才能让肌肤光泽水嫩，才能有娇嫩迷人的面庞。现代人总喜欢用面膜、爽肤水等来进行保湿，这不失为好方法，但对皮肤来说只能解一时之渴。其实古代中医早就有了从内而外湿润肌肤的好方法。

滋润肌肤套餐

早餐：牛奶粥。

做法：牛奶500克，粳米500克。将粳米淘洗净，放入沙锅中，加水适量，煮成粥，加入牛奶拌匀即可。还可加入蜂蜜。

午餐：枸杞炖牛肉。

做法：牛肉500克，胡萝卜2根，土豆1个，葱头2个，豌豆10克，西红柿1个，枸杞子30克。土豆切成小块。锅中加油，牛肉炒至变色，加入葱头、西红柿、枸杞，再加水、姜、葱、花椒、料酒、盐等，煮沸后，用小火炖30分钟，最后加入土豆、胡萝卜、豌豆，炖至肉烂，即可食用。

晚餐：滋润泽肤汤。

做法：鸡肉100克，玉米粒50克，鸡蛋1个。将鸡肉拍烂，撕成丝，置入沙锅，加入玉米、葱、姜、花椒、料酒、盐，加水煮至肉烂。再打入鸡蛋，搅成蛋花，即可食用。

滋润肌肤茶饮

归芪红枣汤

做法：当归6克，黄芪30克，红枣4枚，蜂蜜适量。将当归、黄芪、红枣放入沙锅中，加水500毫升，煮沸后用小火煮20分钟。饮汤，服时调入蜂蜜，味美润肤。

吃出水润美女来

水润的美女就是要肌肤润泽，给皮肤补充水分非常重要。白色食物最补水，肌肤干燥多用润法，根据五行配色的原理，多吃白色食物能够滋润身体。做菜时，可以选择白萝卜、冬瓜、白菜、莲藕，还有百合、银耳、莲子等，这些食物都是补水佳品。其中，吃白菜、萝卜最是经济实惠。

食物补水有讲究

①多吃味酸食物。要多吃山楂、柚子、石榴、苹果等清润甘酸的水果，能滋阴润燥，让肌肤水润光滑。

②少吃盐，吃盐过多会让细胞内的水分丢失而皮肤干燥。另外，炒货如瓜子、花生等干燥食品要少吃。

③少吃辛辣食物，如葱、姜、蒜、辣椒、胡椒，以免火上浇油，加重肺燥症状。

▌桂花银耳梨汤

银耳味甘淡性平，能滋阴润肺、养胃生津；梨能滋阴润燥、止咳化痰。

做法：百合、红枣、枸杞子各20克，桂花少许，梨 2 个，银耳、冰糖适量。梨切成小块，银耳用清水泡10分钟，分成小朵。汤锅中加适量清水，烧开后把所有材料放入锅中，水再次烧开后用小火煮约40分钟。喝之前加适量糖和桂花调味。

—修炼篇—
做个健康完美女人

保持良好的生活习惯，在身体还没有报警前就好好保养，未病先防，这才是养生之道。

第七章　科学保养，让青春永驻

很多年轻人把中医认为是老年人的专利，其实《黄帝内经》里的养生方法大多是针对年轻人提出的。保持良好的生活习惯，在身体还没有报警前就好好保护它，未病先防，这才是养生之道。

生气，女人容颜的大敌

很多疾病，如高血压、心脏病、内分泌失调等，都与生气有很大关系。月经不调、子宫肌瘤等妇科疾病则更与爱生气有关。

《素问·阴阳应象大论》指出了喜怒等情绪对人的五脏的伤害："怒伤肝，悲胜怒"，"喜伤心，恐胜喜"，"思伤脾，怒胜思"，"忧伤肺，喜胜忧"，"恐伤肾，思胜恐"。

大怒导致肝气上逆，血随气而上溢，故伤肝，会出现面赤、气逆、头痛、眩晕，甚至吐血或昏厥猝倒等症状。古代医家徐春圃说："郁为七情不舒，遂成郁结。既郁之久，变病多端。"所谓"变病多端"，就是说许多疾病是由于七情太过所引起的。如果七情过度，情志控制不当，超越了生理活动所能承受的范围，就会引起脏腑、经络、气血功能紊乱，导致多种疾病发生。不少科学家甚至提出，有60%～80%的疾病皆由精神因素引起。

女人生气了，后果很严重

①令皮肤长出色斑。女性如果经常生气，最可怕的后果就是皮肤长出色斑，一旦长出色斑，再消可就很难了。

②引起胃溃疡。传统中医学早就认识到精神因素是导致胃溃疡的重要原因。

③加快脑细胞衰老。爱生气的人老得快，应当是个健康常识了吧？

④令心肌缺氧。过度生气最严重的后果，可能发生猝死。

⑤引发甲亢。很多内分泌疾病与生气有关。

⑥损伤免疫系统。人在生气的时候，机体免疫力降低，最容易遭受外邪侵袭。

⑦月经不调。女性的生理周期受情绪影响很大，爱生气的女性可能提前招来更年期，早早就绝经。青春期的女性爱生气则容易导致月经失调，会很痛苦。

以情制情，以悲胜怒

生活中总会有让人生气的事，那我们怎样做才算处理得当呢？《黄帝内经》提出“以情制情”的心理治疗方法。名医张子和根据《黄帝内经》的原则，指出：“悲可以治怒，喜可以治悲，恐可以治喜，怒可以治思，思可以治恐。凡此五者，无所不至，然后可以动人耳目，易人听视。”

以悲胜怒是根据“悲则气消”的作用，促使病人产生悲伤情绪，从而消除愤怒所产生的不良作用，达到身心康复的一类疗法，对于消散内郁的结合和抑制亢奋的情绪有较好作用。

爱生气的女性可以经常听一些节律低沉、凄切悲凉的音乐，如《二泉映月》《梁祝》等，在悲哀的乐曲声中消除怒气，调节情绪。

养肝制怒药粥

①枸杞粥

该粥可清肝火，滋补肝肾，明目美目，特别适用于烦躁易怒、头晕目涩、头胀痛、耳鸣、腰膝酸软等症。

做法：枸杞子25克，粳米50克。粳米煮成粥，加入枸杞子，煮熟即可食用。

②猪肝绿豆粥

此粥能补肝养血、清热明目、美容润肤，特别适合烦躁不安、视力减退、视物模糊的体弱者，可使人容光焕发。

做法：猪肝100克，绿豆30克，粳米100克，食盐、味精各适量。绿豆、粳米同煮，煮沸后，改用小火慢慢熬至八成熟。再将切成片状的猪肝放入锅中同煮，加食盐、味精调味即可。

养生睡眠功——睡出小美女

在医院里，护士的工作是最累的。对她们身体影响最大的其实还不是繁忙的工作。护士经常加夜班，白天回到家又不能睡得安稳，长期下去，失眠的人还真不少。所以，很多护士的皮肤失去光泽，出现黑眼圈、眼袋、色斑等，严重影响容颜的美丽。可是我们中医院的护士要好得多，她们懂得运用中医理论来调节睡眠，保养肌肤。

《灵枢·口问》说：“卫气昼日行于阳，夜半则行于阴，阴者主夜，夜者卧。”又说：“阳气尽，阴气盛，则目瞑；阴气尽而阳气盛，则寤矣。”《灵枢·大惑论》言：“卫气不得入于阴，常留于阳。留于阳则阳气满，阳气满则阳跻盛，不得入于阴则阴气虚，故目不瞑矣。”

中医认为“心主神”，心是引起不寐的主要病位，也就是说凡能影响心神的因素都可引起失眠。如邪气不足引起心失所养，火热炽盛可扰心神，突受惊吓也可引起心神不安，这些都是失眠的常见原因。

在第二章中，我们已经知道脾胃不和也能使睡眠不安。当然失眠的发生，除了心失所养和脾胃问题外，其他脏腑病变同样会引起阴阳失调、血气失和而导致失眠。

各种失眠按摩方法

①心脾两虚型

症状：多梦易醒，心悸健忘，头晕目眩，肢倦神疲，饮食无味。

具体操作如下：仰卧，闭目。医生（或家人）用拇指、食指分别点按头维、角孙穴各30秒。接着点按百会及四神聪穴各60秒，再点按内关及劳宫穴各30秒，最后点按足三里及三阴交穴30秒。

②阴虚火旺型

症状：心烦不寐，心悸不安，心晕耳鸣，神疲健忘，腰酸梦遗，五心烦热，口干津少。

具体操作如下：首先医生（或家人）用拇指、食指分别按太阳、听宫穴各30秒，接着用拇指、食指分别点按头维、角孙穴各30秒，点按百会及四神聪各60秒，点按内关及劳宫穴各30秒，最后点按足三里及三阴交穴各30秒。

③肝火上炎型

症状：性急易怒，不思饮食，口渴喜饮，目赤口苦，小便赤黄，大便秘结，夜不能寐。

具体操作如下：医生（或家人）首先用拇指、食指分别按揉太阳及听宫穴30秒，接着用拇指及食指分别按揉头维、角孙穴各30秒，按揉百会及四神聪穴60秒。放松整个头部，按揉内关、列缺穴各30秒。最后按揉足三里、三阴交各30秒。

以上按摩手法由轻到重，再由重转轻，按摩过程中患者常可自然入睡。症状轻者一个疗程即可结束治疗，重者则需要两个疗程。

古人养生睡眠功

上床仰卧，闭目，全身放松，双手平放身体两侧。

调整呼吸使其均匀，缓慢用鼻呼吸。

想象宇宙中清新洁净如甘露一样的真气，从头顶的百会穴缓缓流向双腿，最后从涌泉穴流出体外。

想象真气像梳子一般梳洗过你的身体。一般来说想几遍就会有睡意，想着、想着就会进入梦乡。

失眠药粥

▌适用失眠伴多梦易醒，胆怯心悸，属心胆气虚者

二仁粥

柏子仁是养心安神之良药；酸枣仁能补益肝胆，滋养心脾，更是养神佳品。现代药理研究证明，酸枣仁能够抑制中枢神经系统而起到镇静和催眠的作用。

做法：取柏子仁10克、炒酸枣仁15克、粳米100克。先将柏子仁、酸枣仁捣碎，加粳米煮成稀粥，待粥将熟时加入适量蜂蜜，再煮几分钟。睡前服食效果好。

▌适用心脾两虚、失眠兼神疲无力、四肢倦怠、心悸健忘、便溏稀薄，面色少华者

桂圆莲子粥

桂圆肉补益心脾，养血安神；莲子补脾，养心，益肾。

取桂圆肉30克、莲子30克、大米100克。将莲子捣碎，与桂圆肉、大米煮成稀粥，睡前两小时服食最好。

▌适用妇女更年期失眠伴有心悸、心烦、潮热、自汗者，夏季失眠者

百合红枣粥

百合30克，红枣15枚，绿豆30克，大米100克。先将绿豆煮至半熟，再放入百合、红枣和大米，一起煮成稀粥，睡前服食。早晚各一次。百合能清心安神，红枣有养胃健脾的作用，绿豆是清热除烦的佳品。

▌适用失眠兼心烦、心悸、头晕、耳鸣、腰膝酸软、手足心烦热，属阴虚火旺型患者

生地黄粥

生地黄能清热滋阴，酸枣仁能宁心安神。

做法：生地黄20克，炒酸枣仁20克，粳米100克。先将生地黄、酸枣仁水煎后取汁用，加入粳米煮成稀粥，晨起当早餐吃。

夜猫子必修的美颜课

我有一个远亲阿乐，是个精力旺盛的美女，超级喜欢熬夜玩乐。劝她不要仗着年轻不注意保养身体，她根本不听，还说什么晚上没睡，白天补回来便是。这样过了没两年，她已经是面黄肌瘦、眼圈发黑、皮肤无光了。不符合阴阳平衡之道的作息习惯，光靠白昼的睡眠是不能弥补的。

《黄帝内经》说："人与天地相参。"人体的变化与自然界的阴阳更替是一致的。天地有昼夜的变化，人就要做到日出而作、日落而息。人体与自然和谐相参，才能气血调和，身体健康。长期打破天人相应规律，人体的气血就会发生紊乱，五脏的功能就会失调，美丽将凋零，疾病更丛生。

熬夜后的补救方法

▌肌肤黯淡的中医拯救法

多吃猕猴桃和肉皮，注意补充维生素。煲汤时加入当归、熟地黄、枸杞子、何首乌，以养血活血。

▌熬夜疲劳的中医拯救法

①陈皮薄荷浴

将新鲜陈皮、薄荷放入浴缸，加热水浸泡，每晚洗浴一次。能驱除疲劳，释放压力。

②人参山药粥

做法：人参10克，山药、糯米各50克，同煮成粥。粥熟时加入红糖。能大补元气，消除疲劳。

▌熬夜上火的中医拯救法

中成药黄连上清丸、三黄片、牛黄解毒丸都是清火良药。

苦瓜、冬瓜、萝卜、西瓜、绿茶、菊花茶、苦丁茶等都是去火佳品。

夜猫子药膳

①生地炖鸭蛋

适用熬夜后口燥咽干、牙龈肿痛、手足心热者食用，可滋阴清热、生津止渴。

做法：用生地20克，鸭蛋2个，加水炖；蛋熟后去壳，再炖20分钟，加冰糖调味。食蛋饮汁，每周2～3次。

②莲子百合煲瘦肉

适用熬夜后干咳、失眠、心烦、心悸等症者食用，可清心润肺、益气安神。

做法：莲子(去芯)30克，百合30克，猪瘦肉150克，加水一起煮熟，肉烂后放盐调味，每日吃一次。

③夏枯草煲瘦肉

适用患有高血压，熬夜后头晕、头胀痛及两眼发红者服用，能清肝火、降血压。

做法：夏枯草10克，猪瘦肉100克，加水适量共煮，肉熟后加盐少许调味，吃肉喝汁，每日一次。

夜猫子茶饮

菊花茶：有解毒、清热及明目等功效，加上枸杞、绿茶一起泡水饮用，能清肝明目。

决明子茶：有清热、明目、补脑髓、益筋骨的作用。在晚饭后饮用，对经常便秘者也有很好的效果。

杜仲茶：有补血、强壮筋骨的作用，特别对经常久坐和腰酸背痛者很有好处，男女都很适宜。

马拉松饮料：把藕和胡萝卜打成汁，加入等量牛奶，可加糖或蜂蜜调味，平时当饮料喝，能除疲劳、促进新陈代谢。饮用之后精力充沛，所以称之为马拉松饮料。

便秘，让你一身都是毒

现在市面上很流行清肠排毒类产品，如排毒养颜胶囊等，这些产品大多是通过使大便通畅来排毒养颜的。这并不是什么现代才有的美容新方法，在两千多年前，老祖先就认识到很多疾病与便秘有关，那时就有了通便养颜的药方。

《黄帝内经》说："大肠者，传道之官，变化出焉。"中医认为大肠的正常生理功能是传化物而不藏。人每天吃的东西经胃肠消化吸收后，好的东西滋养全身，所剩的糟粕就由大肠传送而出。正常情况下，处于"阴平阳秘"的平衡状态，大肠的消化排泄正常。一旦阴阳失调，大肠传输不利，就会出现便秘。若肾阳失于温煦，便秘就是"阳虚秘"；血虚津枯，粪便失濡即为"血虚秘"；胃热过盛，胃热灼津液，津液伤耗，肠道得不到胃津的濡润就会成为"热秘"；脾气不足，气虚下陷，大肠传输无力就是"虚秘"；若肝气郁结，气机郁滞，津液输布失常，就会成为"气秘"。大便通畅，排出的大便带走了体内的毒素，毒素就不会在身体内停留；要是大便不通畅，毒素排不出去，便会被人体吸收，遍布全身，导致各种疾病的出现。

便秘药粥

▌适用胃下垂引起的便秘者

①黄芪松子仁粥

做法：黄芪20克，松子仁15克，粳米100克。先将黄芪和粳米煮30分钟，用药汁煎粳米和松子仁，煮成稀粥。晨起做早餐食用，能补中益气、润肠通便。

②人参麦冬粥

做法：人参10克，麦冬15克，粳米50克。先煎人参、麦冬30分钟，取汁，用药汁煮米成粥。晨起做早餐食用，能补中益气，滋阴养胃而润燥通便。

▌适用肾虚便秘者

胡桃肉粥

做法：胡桃肉50克，捣烂。粳米100克，加水煮成稀粥，粥熟后加入胡桃肉，浮起粥油时即可食用。早晚各服一次，能壮腰补肾、敛肺定喘、润肠通便。

▌适用血虚便秘者

红枣何首乌粥

做法：红枣5枚，何首乌30克，粳米100克，红糖或冰糖适量。将何首乌放入沙锅内煮后取汁，同粳米、红枣同煮粥，煮熟后，放入红糖或冰糖调味，再煮2分钟即可。

▌适用产后血虚便秘者

桑葚子粥

做法：桑葚子100克，大米150克，红糖适量。把桑葚子和大米一起煮成稀粥，粥熟时加入红糖。每天早晚服用。

▌适用习惯性热秘、痔疮出血患者

菠菜粥

做法：新鲜菠菜150克，粳米150克。粳米煮熟，放入菠菜，稍煮沸成稀粥即可。每日2次，连服数日。

▌适用糖尿病、高脂血症之便秘者

①芹菜粥

做法：芹菜洗净后连叶切，与大米或玉米面煮成稀粥。

②红薯粥

做法：红薯250克，大米150克。将红薯切成片或块状，与大米共煮成稀粥。经常服用，有通便之功效。

▌适用高血压患者的便秘

决明子粥

做法：炒决明子、白菊花各10克，大米80克，冰糖适量。炒决明子和白菊花一同煎20分钟，去渣取汁，加入大米煮成稀粥，最后加入冰糖调味即可。有清热泻肝火，明目通便的作用。

▌适用胃肠气滞，大便燥涩不通者

郁李仁粥

做法：郁李仁10克，薏米30克。将薏米洗净、郁李仁研碎后一起放入锅中，用文火煮至米烂熟成稀粥即可。每日做早餐食用，有润燥滑肠的作用。

▌适用孕妇便秘者

便秘是孕妇的常见病、多发病。要预防便秘的发生，孕妇应适度地参加运动，并要注意调剂饮食。平时应多吃水分充足的食物，多吃富含纤维素的新鲜蔬菜和水果。每天早晨起床后，最好先喝一杯凉开水，养成按时排便的好习惯。

①胡桃粥

做法：胡核仁5个，粳米150克。将胡桃仁捣烂与粳米一起煮成稀粥。对因体虚而肠燥的孕期便秘效果好。

②黑芝麻粥

做法：黑芝麻500克，晒干后炒热，每次取20克，加粳米100克一起煮成稀粥。对因身体虚弱而有头晕耳鸣等现象的孕妇便秘者效果好。

③酥蜜粥

做法：酥油20克，蜂蜜30克，粳米100克。粳米加水煮熟，再兑入酥油和蜂蜜，煮成稠粥。对阴虚劳损所致便秘者效果好。

④柏子仁粥

做法：将柏子仁25克洗净捣烂，加粳米100克，煮成稀粥，吃时加入少许蜂蜜。对有心悸、失眠的孕期便秘者效果好。

⑤无花果粥

做法：无花果50克，粳米100克。将米加水煮熟，放入无花果，煮成稀粥。吃时加少许蜂蜜和白砂糖。对孕期便秘和有痔疮的妇女都适用。

治便秘“一二三法”

▌治便秘一法

自然站立，舌抵上腭，精神内守。以舌在口中搅动，使津液满口，不断咽下。用意念将津液送至丹田，并津润大肠。两手抚脐上，用意念将五脏推开，提取肾水，滋润大肠，使之洁净、通畅。

功效：增补肾水，润肠通便。

▌治便秘二法

仰卧，伸直两手，搓揉左右胁部。静卧，以口吸气，含气在口。温暖后咽下数十次，再以鼻呼气。

功效：温中散寒，治腹中冷痛、大便秘结。

▌治便秘三法

仰卧，用被盖住全身（含头面口鼻），闭口不呼不吸，气满时以鼻慢慢出气。

功效：宽肠下气，治大便闭塞不通。

清晨——肌肤保湿最佳时段

《素问·生气通天论》说："阳气者，一日而主外，平旦人气生，日中而阳气隆，日西而阳气已虚，气门乃闭。"

白天是人体阳气运行的时间，平旦，也就是清晨，阳气开始生发，到中午时阳气最盛。之后，太阳渐渐西沉，阳气开始衰落。深夜，阳气就关闭了，而阴气最重。清晨是人体的机能开始发挥作用的时间，肌肤也在此时醒了过来。此时的肌肤还处于很虚弱的状态，非常需要水和食物的滋养。很多女人清晨起来什么东西也不吃，也不喝水，这可是对肌肤最大的损害。肌肤有着自己的生物钟，24小时中肌肤的状况与任务各不相同。一天之中，清晨是肌肤保湿效果最佳的时段。

早上空腹喝杯水，肌肤满意一整天

一夜的睡眠之后，因为出汗和皮肤的蒸发，身体会排出一些水分，所以清晨时身体处于轻微的脱水状态，及时给肌肤补充水分非常重要。清晨饮水，水进入消化道，会让胃肠开始蠕动，有促进排便的作用。喝凉白开水，对经常便秘的人很有功效。清晨饮水还能冲淡胃液，减轻胃液对胃的刺激，使胃肠保持在最佳的状态。

不同年龄人群的肌肤保养要点

不同年龄段的女性肌肤有着各自的特点，根据年龄进行保养，会达到理想状态。

▌20岁，此时皮肤细腻光滑

这个阶段不需要做特别护理，只要彻底清洁皮肤就可以了。油性皮肤的人应早晚用洗面奶彻底清除面部污垢

▌20～30岁，此时必须注意预防皱纹的产生

这个阶段皮肤的好坏与使用的面霜有很大关系，必须仔细选择适合自身特点的面霜，可选用保湿类护肤品。

▌30～40岁，此时要开始防止皮肤光泽黯淡了

这个阶段除了合理的清洁方法和规律的生活习惯外，还要有良好的保养方法。果酸类护肤品是很好的选择，它能清除皮肤表面的死细胞，促进新生细胞的生长。

▌40～50岁，这时的肌肤最需要滋养，要注意补充水分和养分

这个阶段应选用能防皱、补水和再生类的护肤品。为了防止鱼尾纹的产生，建议使用维生素E面膜及胶原蛋白类面膜，会有很好的效果。

▌50岁以后，重点在于补充水分、营养及进行再生细胞的处理

这个阶段应选用优质防皱及能增强皮肤新陈代谢的抗衰老护肤品。激素疗法是一种能够延缓皮肤衰老的好方法，可弥补更年期被破坏的生理平衡。

吃出肌肤的水分

如今无论冬夏，瓜果品种都很丰富。早上起床即使没有时间专门做早餐，也要吃一些富含水分的瓜果，像黄瓜、西瓜、香瓜、西红柿、梨、苹果、桃子等。每天早上可更换花样，不信皮肤不水润。

清晨润肤粥

①黄精粥

《神仙芝草经》载："黄精，宽中益气，使五脏调良，肌肉充盛，骨髓坚强，多年不老，颜色鲜明。"本粥能补益肝肾，对晨起面色苍白的人效果好。

做法：黄精30克用纱布包好，加水在锅中煮20分钟，加粳米150克、陈皮5克、冰糖25克煮成粥，当早餐服用。

②蜜汁花生枣粥

红枣补气，花生衣补血，花生肉滋润，蜂蜜补气，能使面色红润。

做法：把红枣和花生米放入锅中加水，用小火煮到熟软，再加入蜂蜜即可。每日当早餐服用。

夜晚，让肌肤有氧呼吸

夜晚对于肌肤保养的意义，远不止是美美地睡一觉那么简单。当你白天化身女强人、妻子、母亲时，肌肤为你抵御紫外线、污染的环境，所以不要忘记肌肤的功劳，夜晚给它以精心呵护，才是女性"内外兼修"的无上秘籍。

夜晚是人体阳气衰退、阴气渐生的时段，经过一天的劳作，白天吸收的养分要在夜晚慢慢消耗掉，白天进入人体的污浊之气、有毒之物也要在夜间排出体外。所以，在夜间人体并没有完全休息，仍在工作。

皮肤的新陈代谢在夜间24时至次日凌晨6时最为旺盛，因此，睡前对肌肤进行护养，能起到促进新陈代谢、排出毒素、保护皮肤健康的功效。

夜晚，保养肌肤的黄金时段

和人体一样，皮肤也拥有自己独特的生物钟。现代科学研究发现：白天，因为受到外在环境的刺激，所以细胞将所有精力都放在了防御外界的毒素上；到了晚上，没有外界不良因素的影响，白天闭缩的毛孔逐渐张开，肌肤就会进行自我更新和优化，修复白天受到损害的部分。

若能遵循皮肤自身的生物钟进行保养，往往能达到事半功倍的效果。在晚上11时到次日凌晨5时，皮肤细胞分裂的速度比平时快8倍左右，这时肌肤对护肤品的吸收率极强，使用富含营养物质的滋润型护肤品，皮肤保养和修复的效果将会达到最佳状态。夜晚被视为肌肤保养的“黄金时段”。

夜间八招滋养法

颈部按摩：颈部的细纹能泄露一个女人的年龄秘密。夜间用滋润性的乳液或黄瓜汁涂抹颈部，轻轻按摩，能促进颈部肌肤充分吸收养分。

细嫩口唇：睡前去除唇部的死皮，可令双唇更加细嫩水润。用白糖擦在嘴唇上并轻轻按摩，能有效去除死皮；按摩后涂上润唇膏，口唇整个晚上都是滋滋润润的。

滋润双手：睡觉前用护手霜做手部护理效果非常好，肌肤就可以得到整夜的滋润。需要注意的是，应选用滋润不油腻的护手霜。

茶包敷眼：将茶包放在冰箱内冷藏，晚上敷在眼皮上，闭目休息10分钟，能使双眼肌肤得以舒缓。

皮肤补水：在面部和颈部喷上含薄荷油的水，能缓解皮肤干涩。但是，临睡前不要喝过量的水，否则起床后双眼就会浮肿了。口渴的话，只需喝一小杯白开水就可以了。

舒缓双脚：白天站得太久，双脚常常感到疼痛难忍。沐浴后或睡觉前用热水泡脚半小时，再用乳液滋润足部，可让双脚彻底放松解乏。

伸展身体：在年轻时就应积极参加运动，否则身体就会过早僵化。睡前伸伸腿，活动一下全身，能够舒缓压力，促进全身血液循环，让气血流通、关节灵活。

放松心情，让肌肤“换口气”

压力过大会使人气血不足，肌肤得不到气血的滋养会衰老得更快。所以，夜间放松心情是肌肤保养的关键。

夜宵美肤药粥

①熟地粥

常食此粥能补中气，养精血，通血脉，益精气，有润肤美颜、聪耳明目的作用，对消瘦、皮肤无血色者适宜。

做法：熟地15克，用纱布包好后加适量水煮30分钟后取汁，加入粳米100克煮成稀粥，再加冰糖溶化即可服用。

②笋烧海参煲

海参能滋阴养血，竹笋能清体内之热。煲汤食用可使皮肤细腻光润，对皮肤粗糙、有皱纹的女性效果非常好。

做法：海参切成长条，鲜笋切片，一同放入锅中，加瘦肉一起煲熟，最后加盐、味精、糖、酒调味，可常做晚餐食用。

第八章　健康体魄，更显玲珑有致

形体、五官和皮肤，是女性外在美最重要的三个方面。其实，形体所表现的不光是美，还有健康。《黄帝内经》对于怎样来修炼健美的颈部、胸和曲线，也是方法多多。

如何保持纤柔修长的美颈

张娜人长得很不错，唯一的缺点就是颈部太短，肉却太多。一到秋冬时节，别的美女都戴上漂亮的围巾，而她从来不这么做，因为太短，只能让颈部光光的，尽量显得长一些。她常常想：怎样才能换来优雅纤长的颈部呢？

《黄帝内经》指出，人体的经脉中，代表人体旺盛活力的经脉都从颈部而过，其中手足三阳经经过颈部，任督二脉从前后颈部通过。颈部是否活动灵活，肌肤是否润泽光滑，反映了人体阳经的气血是否充足，是人体健康状况的重要指标。

对于爱美的女性来说，颈部的地位很突出。颈部的灵活和滋润影响着女性的气质和容颜。要保持纤柔修长的美颈，必须从小做起。

少女时代的美颈方法

青春年少时，只要在生活中注意保养，就可以将细纹消灭于萌芽状态，并不需要颈部护养品。做一套青春脖颈健美操，注意起居保养，美颈便垂手可得了。

▌青春脖颈健美操

①交替低头、仰头，再交替向左、右侧屈，最后从左至右、从右至左做旋转运动，每天可做多次。

②双肘侧平举，两手握拳，一拳置于另一拳上，抵住下颌，向前做低头动作，尽量克服双手的阻力。

③将手指尖放在两侧颧骨上，用大拇指反复推拿下颌肌肉。用短促的动作从正中向两耳进行推拿。此法可恢复颈部肌肉的紧张度和皮肤弹性。

▌起居中完成少女美颈功法

睡眠时，过高的枕头会使颈部弯曲，容易产生皱纹，所以一定要使用平一些的枕垫。在季节变化时以及恶劣的天气情况下，冬天应围上丝巾保暖、防风沙，夏天则注意防止颈部皮肤干燥、晒伤。对于敏感型皮肤，不要穿透气性差的化纤衣物。

白领女性的美颈之道

参加工作之后，皱纹就出现在成熟女性的颈部了，这时对美颈的保养至关重要。

▌适合白领女性的颈部健美减肥操

①站立，全身放松，两眼平视，然后做低头、仰头、侧转头和环转头等动作，动作要缓慢柔和。

②引颈向上，头尽量往上顶，默数20次为一组。每次做“梗脖”练习3组。

③坐在椅子上，双手扶住头部，做低抬头、左右侧转头动作。动作要徐缓，不能过快、过猛。

④双手握拳，撑住下颌，头往后仰，两肘内靠，然后头尽可能大地慢慢往

下压，连续做8次。

▌DIY美颈膜

①鸡蛋清与淀粉、蜂蜜调成糊状，均匀涂在颈部。30分钟后洗净。能紧肤美颈。

②土豆煮熟，去皮后捣烂成糊状，加植物油和鸡蛋清搅匀，趁热敷颈。能使颈部肌肤白嫩、漂亮。

颈纹，衰老的象征

女人过了30岁这个门槛，皮肤老化明显加快了，每天都能观察到容颜变化的痕迹。而爱美女性最关注的则是皱纹的出现。最容易出现皱纹的地方，第一是眼角，第二就是脖颈了。颈纹往往能准确反映女性身体的状况，积极防止颈纹的出现是成熟女性们刻不容缓的任务。

《黄帝内经》有云："女子五七，阴阳脉衰，面始焦，发始堕。"也就是说女子到了35岁，生理机能就开始衰退，脏腑气血不足，颜面的皮肤开始老化，"面始焦"。头发也不再光泽，出现脱落的现象，"发始堕"。此时，颈部的皮肤也开始出现皱纹，这些都是人体开始衰老的表现。

更年期，颈部需要更多的护养

中医认为，更年期是"三阳脉衰"，此时女性颈部皱纹越来越多，颈部保养就更需要全面系统、从内而外了。

▌生活中时常要注意的颈部护养

清洁：每天在洗脸的时候千万不要忘了清洁颈部。用柔和的洗面奶清洗完毕后，可以使用滋润型的护肤霜。需要的话，还可以使用含油多一些的护肤霜。

按摩：在涂护肤霜的同时，可用指腹从耳后斜着向下，轻柔按压，力度要适中，不要用力牵动皮肤。另外，还应同时护理颈前和颈后的皮肤。

去死皮：洗澡的时候，用纯棉毛巾轻轻地由下至上干擦颈部皮肤，动作一定要轻柔，然后再清洗。有助于表皮更新。

▌美颈饮食

①多吃含软骨素丰富的食物，如鸡皮、鱼翅等。可以消除皱纹，使颈部皮肤保持细腻。

②西红柿、绿茶、坚果、菠菜、葡萄等都是抗氧化、防衰老、防皱美颈的好食物。

▌中医穴位按摩美颈术

①坐位穴位按摩美颈术

用指揉法在颈后部及颈两侧按摩5分钟。

用拇指在颈后棘突间（两个脊椎之间）及两侧肌肉处按摩5分钟。

用拿法（用手掌往上拿的动作）在颈部的后部及两侧各按摩5遍。在推拿颈部两侧时不可按压两侧颈动脉，以免引起头部缺血头晕。

用拇指点按风池穴、肩井穴、天宗穴、曲池穴各半分钟。

分别将头颈向两侧斜扳各3次。用一只手压肩部，另一只手压头的侧面，两手向相反方向稍用力按压。

在颈部两侧用力搓揉3～5次。

②仰卧位穴位按摩美颈术

拇指用推法在颈前方按摩5分钟，顺序是：颌下起，沿喉甲状软骨→环状软骨→胸肌上。手法要轻快柔和，不可粗暴，应感觉喉部轻爽为好。

用拇指和食指以较轻拿法在喉及气管部往返操作2～3次。

按天突穴半分钟，再轻揉20下。

▌美颈药粥

①桑葚葡萄粥

此粥能健脾利湿，滋阴补肾，丰肌泽肤。对身体虚弱，体瘦而颈纹多、不光洁者效果好。

做法：取桑葚子、白糖各50克，薏苡仁20克，葡萄干20克，粳米100克。将桑葚子、薏苡仁浸泡数小时。粳米置于铁锅中，加桑葚子、薏苡仁及浸泡水，加葡萄干，用旺火煮开后再改用小火慢煨，待粥熟时加入白糖。早晚服用。

②银耳菊花糯米粥

此粥可补气血，嫩皮肤，美容颜，常服可使人肌肉丰满、皮肤白嫩光润。适用于颜面苍老，颈部皮肤粗糙干皱者。

做法：取银耳15克、菊花6克、糯米100克。将菊花洗净，银耳水发，同糯米煮成稀粥，粥熟后加入蜂蜜服用。每日一次。

挺拔柔韧美胸修炼之道

冯太太的小孩都3岁了，她在产后坚持喂了10个月的母乳，可胸部还是那么挺拔、饱满、有弹性。女同事们都羡慕不已，纷纷向她请教是怎么保养的。冯太太贡献她的秘诀：生小孩之前就进行乳房保健，生育之后再进行乳房按摩，运用中药调理乳房的气血。

《黄帝内经》认为“女子乳头属肝，乳房属胃”，指出了乳房的经络归属；“冲任为气血之海，上行则为乳，下行则为经”，说明了乳汁的来源；“妇人以冲任为本，若失于将理，冲任不和，或风邪所客，则气壅不散，结聚乳间，或硬或肿，疼痛有核”，阐述了乳房发病的原因。乳房健康与否，与肝、肾、脾胃及冲任二脉关系最为密切。其中，以肾的先天精气、脾胃的后天水谷精气、肝的藏血与疏调气机对乳房的生理病理影响最大。

在乳房的发育过程中，先天肾气是否旺盛是最重要的因素。先天肾气旺盛，天癸至，冲任二脉通盛，便可产生月经，使其具有生育能力；向上作用于乳房，就会使乳房发育，为哺乳做好准备。

另外，乳汁是否充盈，与脾胃、肝和肾也有关系。肾气旺盛，天癸至，乳房发育充分，乳汁才会充盈；脾胃为后天气血之本，脾胃盛，气血就充足，便可生成乳汁，脾胃气虚则乳汁少而淡；肝主藏血，肝血虚则乳少。

乳房的形状与肾、脾胃、肝的关系最大。肾精充足，乳房发育就好；脾胃好，后天之精充足，乳房的皮肤就能得到充养而光滑有弹性；肝血充足，乳房的气血也就充盈而红润漂亮。

乳房的健美既能通过内补肝、脾胃、肾来达到，又能通过局部按摩来实现。不管从内从外，若想拥有挺拔柔韧的美胸，就要做一个勤于保养的女人。

乳房按摩锻炼法

抚摸法

用手轻轻抚摸对侧乳房，每一边做3分钟。抚摸方法既可以旋转、纵向和横向的抚摸，也可以交替进行。

持刷按摩法

①单手持刷，将刷面以乳头为中心旋转按摩。

②双手托住乳房，将乳房向胸骨拢推，从乳头稍下位置往腋下用力推擦，再由腋下向上用力推擦。

③由乳房上方开始至中间的胸骨柔和地反复按摩，两侧各10次。

涂油按摩法

按摩前，将按摩油脂在乳房上均匀地涂薄薄一层。接着用右手掌托住右侧乳房，手指并拢；左手轻轻放在右侧乳房上；右手沿着乳房的纹理用掌心向上托；左手顺着乳房轻轻按下。反复做此动作10次。再将右手放在左乳房上，以同样方法做10次。

关元按压法

将四指的指面均匀用力按压以关元穴（脐下4.5厘米）为中心的下腹部。多次按压不但能使松弛的腹肌恢复弹性，还能促进乳腺发育。按压前要排空小便，避免对膀胱的刺激。临睡前半小时进行锻炼效果最佳，按压时间以15分钟为宜。

叩击按摩法

坐姿、仰卧均可，用弯曲的中指或食指叩击乳房。力度由轻变重，再由重变轻，但是不可过重。从乳房底部四周开始，边叩击边移动，直到乳晕，但不能叩击乳头。

▌“梳乳”健美法

中国自古以来就有用木梳梳乳房的“梳乳”健美法，能促进乳房局部的血液循环，增加弹性，让乳房健美丰满，还能防治乳房疾病。每次沐浴之后进行，效果极佳。也可用药物煎液外洗后进行。

梳乳药液：丹参、当归、黄芪各30克，金银花20克，加水煎取药汁后热敷。

方法：用一只手托起乳房，另一只手持梳从乳房四周向乳头方向轻轻梳理，每次梳15分钟左右。每次梳乳之后，轻拉乳头数次。每周梳乳两次。

吃出来的美胸

▌青木瓜丰胸

青木瓜自古就是非常好的丰胸佳品，林熙蕾等很多明星都是通过食用木瓜来丰胸养颜的。青木瓜含有丰富的木瓜酵素和维生素A，能刺激雌性激素分泌，所以有丰胸的作用。

做法：青木瓜去皮后切成小块，排骨切成块状。将排骨、木瓜、姜、葱、料酒放入锅中，用小火慢炖3小时，放入精盐调味即可。

▌酒酿（醪糟）丰胸

酒酿中含有一种天然激素，能促进女性胸部细胞丰满，其中的酒精成分也能改善胸部血液循环。酒酿的丰胸功效也得到了现代医学的认同。

做法：酒酿加水适量，用微波炉加热2分钟。也可制成酒酿汤圆、酒酿蛋。月经来潮前早晚食用一次，效果更佳。

宫廷药膳，慈禧的丰胸秘方

▌慈禧药膳丰胸粥

这是一道清宫御用药膳，传说是太医特别为慈禧研制的丰胸秘方。据生理学家分析，经期之后的7天是丰胸的黄金时间。现代营养学研究认为，花生含有丰富的蛋白质及油脂，红枣能生津、调节内分泌，黄芪行气活血，三者合用能使胸部尺寸升级，同时还能温暖子宫，提高受孕率。

做法：花生100克，去核红枣100克，黄芪20克，熬粥服用，经期后连食7天。

▮慈禧美胸酥

传说此方也是太医为慈禧特别研制的宫廷秘方。与其吃薯片，还不如改吃这种美味的宫廷零食呢！

做法：花生100克，去核红枣100克，黄豆100克。花生及黄豆烘干后，磨成粉，红枣切碎后拌匀，加少许水使其成形，将其揉成小球后，再压成小圆饼形状。烤箱内预热10分钟，再用150℃高温烘烤15分钟即可食用。

全天候美胸食谱

从早餐开始，到晚餐结束，全天候地特别养护，再加上配套的丰胸手操，让胸部挺起来，“没有不可能”。

▮早餐沙拉——莴苣美胸沙拉

做法：莴苣1个，甜椒2个，沙拉酱1包。莴苣与甜椒洗净，浸泡5分钟，滤干水分后盛入盘中，拌入色拉酱食用。

▮早餐甜汤——木瓜炖奶酪

做法：木瓜1个，鲜奶两杯，蛋白3个，冰糖适量，醋少许。木瓜取出果肉，打碎成泥。鲜奶煮沸，加入冰糖一同煮至溶化，放凉备用。蛋白打匀，加入牛奶和醋，搅拌均匀后，装入小碗中，盖上保鲜膜，蒸约30分钟即成奶酪。食用时将木瓜泥浇于奶酪上，也可加些蜂蜜一起食用。

▮午餐汤水——双料美胸汤

做法：猪尾2条，鸡爪5只，香菇4朵，红枣3粒。猪尾切成数段，鸡爪切成两节，香菇浸泡1小时，切成两半，放进沸水中过水，加红枣放入瓦罐中，用大火煮滚5分钟后，再用小火慢慢熬1小时，熟后加入少许盐，待凉后食用。

▮晚餐汤水

还是享用那道相当不错的青木瓜丰胸汤吧！

柳腰身，不是减肥减出来的

我们医院分来一个美女，身材特棒，面色红扑扑的，皮肤特别有光泽。有一天聚餐，令人惊讶的是，这位美眉的胃口竟然比一般男同事还好！女同事们好奇怪，纷纷问她：吃这么多为何还能保持小蛮腰呢？原来，她在学校学中医美容时，记下并坚持运用了老专家教过的不用节食的减肥秘诀：吃得合理就是美丽良方。

中医学对肥胖的认识早在《黄帝内经》中就有所记载。《黄帝内经》认为肥胖的病因与饮食习惯、脏腑功能及体质有关；肥胖的病机与人的气血多少、痰浊及淤血等有关；肥胖的分类主要以“脂人”、“膏人”、“肉人”等三型为主。《黄帝内经》肥胖三分法，首见于《灵枢·卫气失常》。原文：“人有脂，有膏，有肉。黄帝曰：别此奈何？伯高曰：肉坚，皮满者，脂。肉不坚，皮缓者，膏。皮肉不相离者，肉……膏者，多气而皮纵缓，故能纵腹垂腴。肉者，身体容大。脂者，其身收小。”

肥胖的三种类型

“膏人”的主要表现为：形体肥胖，纵腹垂腴，且皮肤纵缓，肉不坚，质地绵软。“膏人”当属脂肪之肥，其脂肪主要分布于腹部，故有大腹垂腴，局部皮肤纵缓，肌肤质地绵软。“膏人”身小腹大，脂膏集中于腹部，其腹部外形远远大于“脂人”。“膏人”与近代医学的腹型肥胖类型相同。“膏人”常见于“堆金积玉，腹若悬箕”的尊荣富逸之士。运动量减少，是脂肪在腹部积蓄的主要原因。

“脂人”，依《黄帝内经》所言，“脂人者，虽脂不能大者”，“肉坚，皮满”。可见，其人虽肥胖，但形体匀称，体形协调，没有某一部位的比例特别失调。其主要表现是：形体肥胖，虽肥而腹不大，各称其身，肉坚满，皮肤饱满，质地中等。“脂人”的肥胖，介于“膏人”与“肉人”之间，其脂膏均匀地分布全身，而并非像“膏人”一样以脂膏集中腹部。“脂人”总体肥胖度较“膏人”为大，且体质较好。“脂人”肥胖与近代医学的均一性肥胖病类型相同。

“肉人”肥胖是肥胖之正格，其人精神内旺。肉人肥胖并不是脂肪之肥，而是以肌肉之肥为主。主要表现：形体肥胖，肥而壮盛，上下均肥，皮肉结实，精神内旺。“肉人”之形是“皮肉不相离”，均匀相称，属于壮实体格。正如日本人丹波元简在《灵枢识·卫气失常》所说：肉人“其皮肉脂骨气血，各有品格，故不相加，亦不能相多，而形体大小，皆相称而已”。“肉人”肥胖是一种正常体重超常之人，其体重的超标是体内肌肉发达所致，而体内脂膏含量并不超过正常体脂含量。因此，并不属于近代医学所说的肥胖病范畴，常见于重体力劳动者和运动员等。严格来说，本型体重超标一般不需要治疗。

《黄帝内经》说“久卧伤气，久坐伤肉”，如果过食肥甘之物，又疏于劳作运动，或是久坐久卧不动，肯定会使体内营养精微不能消耗，日久积聚就成为脂肪。气伤则虚，气虚脾损，脾胃就会运化失司，代谢失调，体内的脂膏痰浊等内聚而成为肥胖。

五种食物，越吃越健美

海带：可消除血脂，减少脂肪沉积。

红小豆：有利尿、解毒作用，对水肿肥胖效果好。

山药：益肾，健脾。山药的黏蛋白可减少脂肪沉积。

冬瓜：冬瓜的下气、清热作用有减肥功效。

普洱茶：素有减肥茶之美称，有清头目、消食、减肥的作用。

瘦身食粥

①冬瓜粥

此粥能利尿消肿，清热止渴。

做法：取新鲜连皮冬瓜150克、粳米150克。将冬瓜刮净后切成小块，再同粳米一起置于沙锅内，煮成稀粥即可。或先用冬瓜仁煎成冬瓜水，再将粳米放入水中煮成粥。每日早晚食用，常服有效。

②什锦乌龙粥

此粥可健脾减肥。

做法：生薏苡仁20克，冬瓜子仁100克，红小豆25克。将原料清洗干净，一起放入锅内，加水煮至红小豆熟透，用粗纱布包好干荷叶、乌龙茶，一起再熬7～8分钟，取出纱布包即可食用。

③荷叶粥

此粥能消化湿浊。适用于体质肥胖者。

做法：取鲜荷叶1张，大米100克，冰糖少许。将荷叶洗净切成3厘米的方块，入锅加水适量，用武火烧沸，再用文火煎煮10～15分钟，去渣留汁；再将大米洗净入锅，倒入荷叶汁，加入冰糖和适量水，熬煮成粥即成。本品可做主食，每日一次，宜常食。

④参苓粥

此粥有益气健脾胃、利水渗湿的作用。对精神疲倦、喜卧、饮食不香、大便不实的虚肿者效果好。

做法：人参10克，白茯苓25克，生姜5克，大米100克。先将人参切成薄片，白茯苓、生姜切碎，浸泡半小时，煎两次取药汁，与大米一起煮成粥。早晚各服一次。

⑤红饭豆粥

此粥能利水、渗湿、健脾。适用于体型肥胖、面色虚浮不实者。

做法：取红饭豆200克，大米150克，食盐、味精少许。将红饭豆、大米洗净，放入锅中，加水适量，用武火烧沸，再用文火慢慢熬煮30分钟。每天吃一次。

⑥豌豆泥

此品能利水、渗湿、健脾。用于体型肥胖、面色虚浮不实者。豌豆泥味香可口，能和中、下气、利水。

做法：鲜豌豆150克，姜、葱、盐、菜油等。豌豆洗净，倒入沸水锅中，煮烂后捞起，将菜油放入锅中烧至六成热，下姜、盐，炒出香味，放入豌豆反复炒，最后加入葱花拌匀起锅。每日吃一次。

按摩耳朵瘦身法

①两手掌相互摩擦生热，覆盖于两耳上，前后上下来回按摩15次。

②用两手大拇指和食指从耳朵上部一直到耳垂，轻轻地搓揉15次。

③用手将耳朵从外侧往前侧反复推多次，并轻轻地拉扯耳垂12下。

④大拇指放在耳垂后，将食指放入耳洞中，在耳洞中反复转动15次。

⑤轻轻按摩耳洞、耳垂、耳朵外侧、耳洞上方等处，用手指轻轻按压。

经常按摩耳朵，能调节神经，使人产生饱食感，由此节食而起到减肥的作用。

“S”曲线，美臀的终极目标

臀部漂不漂亮对女性美的影响非常巨大。不过，大多数女人将美容重点放在脸、胸、腰上，臀部美化成为盲区，这样显然会顾此失彼。中医的针灸和按摩的美臀效果相当不错，臀部过于肥大的女性不妨试一试。

《黄帝内经》认为，“脾胃主肌肉四肢”。臀部上连脊柱，下连下肢，是支撑人体的重要部位。臀部又是肌肉最丰厚的地方。脾胃功能好，气血充足，臀部则圆润、紧绷，有弹性；若是气血不足，脾胃气虚下陷，臀部就会松弛下垂。

美臀按摩法

①被按摩者取俯卧位。按摩者用手在被按摩者臀部外侧用力推挤，而被按摩者同时用力收缩臀部肌肉，反复20次。

②按摩者将手按在被按摩者臀部，左右交替反复推挤，做3分钟左右。用手掌揉搓臀部，以臀部皮肤发热为最好。

③被按摩者取俯卧位。按摩者两手掌重叠，左手在上，右手在下，从一侧臀部中间向四周呈发散状推擦，每次做5分钟。

④被按摩者取侧卧位。按摩者用手从骶部向下一直推挤到大腿部，再向上反方向做一次，左右交替各15次；然后用手指用力揉环跳穴5分钟左右，至被按摩者有酸胀感为止。

⑤被按摩者取仰卧位。按摩者在一侧压住被按摩者双腿，被按摩者用力反复上抬臀部，直到有累感，再左右扭动腰部多次。

⑥被按摩者取仰卧位。按摩者在对面用双手握住被按摩者一侧膝部，向前反复推拉15次，左右交替进行。

不良习惯会让美臂变形

斜坐：会造成局部供氧不足，会形成一侧臂部偏大。

久站：会造成局部血液不畅通，容易形成静脉曲张。

恶习：吃高热量、高甜度食物会使臀部更肥大。

错穿：内裤不合适也会使臂部松弛。

内裤：美臀第一步

一般内裤分为三角形、四角形、五角形三类，分别适合不同体形的女性。选择合适内裤是美臀的第一步。高腰三角裤适合腰腹无多余脂肪、臀部无赘肉及爱好运动的女孩子，不适合腹部已出现多余脂肪者及臀部下垂者。中腰四角裤是所有体形都适合的款式，希望借内裤支撑下身曲线的女性会对此款失望，因为压平腹部、提升臀部需要特别的切割裁缝方式才行。高腰四角裤与传统的束裤最为相近，希望通过腹部和臀部立体设计达到收腹提臀目的、让过粗的大腿减少松弛感的女孩可选择这一款式。中腰五角裤的特点在于底线的弹性有防止臀部下垂、提升臀线的作用，适合臀部曲线下垂及平板的女性。需要注意的是，如果底线部分织物出现松弛，那么提升臀部的作用也就达不到了。

从坐到站话美臀

良好的坐姿是坐满椅子的2/3处，将脊背挺直，力量分摊在臀部及大腿处。若有疲劳感，可较轻松地倚靠椅背。尽量将双腿并拢，踮起脚尖，不要张开两腿或两腿交叉，否则将影响骨盆形状与臀部的线条。更不可斜坐在椅子上，因为斜坐会造成血液循环不良，氧气供给不足。只坐椅子前端1/3处也不好，那样使全身力量集中在臀部，长此以往会使臀部疲劳变形。

站立时应脊背挺直，缩腹提气，做收缩肛门的动作，此种站姿可使臀部处于收缩状态。需要长时间站立者，应不时活动一下，做抬腿后举等动作，一般在1小时内要至少抽空5分钟活动一下，以防止出现静脉曲张。

美臀体操

年轻东方女性眼中理想的臀围是84～88厘米，而中国女性臀围大多扁平而低垂，这与人种有关，白种人、黑种人女性的臀部肌肉较厚，丰满后翘。中国女性要想使自己的臀部拥有美丽线形，就要加强形体锻炼。

▍俯卧举腿

俯卧位，双臂肘部屈曲，以小臂支撑地面，与肩平行，掌心向下。左腿伸直，慢慢向上举起，绷住脚尖。左腿慢慢落下还原，接着右腿慢慢上举，再还原。反复做多次，做时要自然呼吸，脚抬得越高效果越好。

▍下蹲运动

双腿自然分开，距离与肩同宽，背部挺直，腰部肌肉放松，面部朝正前方，臀部下沉，慢慢做下蹲姿势，直至大腿与地面平行为止，保持一段时间。然后起立，反复做数次。

▍弓步运动

双腿并拢，上身挺直，肌肉应放松，左脚前出，与肩同宽，屈膝做弓步，小腿绷直，膝部角度以不超过90°为宜。慢慢下，慢慢起，左右腿交换，重复8次。

▍提举运动

侧身躺于床上或地毯上，双腿自然放松，双膝向胸部慢慢提起，呈弓形姿势，然后反向侧身，重复以上动作。

▍登高运动

生活中，爬楼梯是锻炼臀部肌肉的良好运动。爬楼梯时，双腿要稍用力，膝间弯度不超过90°。另外，在家里也可用健身器做登高运动。锻炼时要注意背部一定要挺直，上身肌肉要放松。

▮爬山

爬山是增强臀部肌肉的又一项良好运动。爬山时要尽量将臀部收紧，注意增强臀部肌肉的锻炼。

完美腿形养出来

没有天赋美腿的女性不必沮丧，美腿是可以修炼出来的。只要按照以《黄帝内经》为代表的中医美容学去践行，就能塑造美丽、修长的玉腿。

《黄帝内经》说："脾之合肉也，其充在肌。"脾为后天之本，主肌肤四肢。四肢的健壮灵活、肌肉的丰厚有力，与先天肾精有关，更重要的是来自于后天脾胃的充养。所以，脾胃气血充足是四肢完美的基础。

要拥有完美的腿形，首先保养脾胃，为健康美腿打好基础；其次，从饮食、运动和按摩入手，让美腿既健康又有型。

瘦腿的水果

食用含钾量较多的水果能消除腿部浮肿和下半身肥胖，达到瘦腿的效果。

苹果：含钾量颇大，含有能调控能量的苹果酸，对腹泻、便秘都很有效。

西瓜：含钾量多，且有利尿的作用。

木瓜：维生素含量很丰富，还有蛋白分解酵素和木瓜酵素，有很好的帮助消化的作用。另外，木瓜含有大量有利于肠道功能作用的果胶。

葡萄：钾的含量比苹果、西瓜还高，而且热量低，含有大量维生素。

草莓：富含维生素C，每天吃5颗就能满足人体一天所需。

香蕉：钾的含量很高，脂肪和钠的含量却很低，是一种很容易消化的食物。最适合希望腿部更苗条的人食用。

柿子：是一种多钾、多维生素A和C的水果。

美腿的消肿菜谱

职业女性常穿高跟鞋，使下肢负重太多，水分滞留在腿部，使其因浮肿而变得粗胖。下面的菜谱能为美腿消肿助一臂之力。

①当归高丽菜

此菜能清肠去油，可改善下肢血液循环，减少腿部浮肿，解决肌肤不光滑的问题。

做法：高丽菜250克，红枣5枚，当归10克，酒、盐少许，太白粉2勺。当归、红枣与水加少许酒，由两碗煮成半碗，去渣后加盐与太白粉勾芡，将高丽菜烫熟后淋上勾芡，拌上红枣即可食用。

②百合莲子汤

此汤能改善血液循环，对下肢水分潴滞有很好的作用。

做法：百合，莲子，红枣，银耳，红糖。百合、莲子先泡水，加水煮熟后加入银耳、红枣，最后放红糖调味。

修长美腿之瑜伽

瑜伽可助腿部线条修长，消除疲劳，还可防止坐骨神经痛与腰酸背痛。此动作对改善肤色、增加皮肤弹性也很有帮助。练习时膝盖不要弯曲，依个人腿部弹性练习即可，请勿勉强。

①站立，深呼吸，腰背挺直。

②吸气，上身缓慢前弯（尽力即可），停留做深呼吸。

③练习时间长者可再吐气，让脸贴腿，停留调息。

④还原，做深呼吸。

消除下肢肥胖的深度犁形姿势

这是韩国人很推崇的一种瘦腿姿势，可以去除腿部脂肪，对全身减肥也很有帮助。该姿势还能刺激膀胱经络，可祛湿、利尿，对于治疗浮肿型肥胖很有效。练习这个动作比较吃力的人，表示其下肢已较肥胖，经过多次练习，随着下肢脂肪的逐渐消除，练习起来会越来越容易。

①两肘交叉抱于脑后，腿部较用力下压至地面。

②保持3分钟。

去掉大腿赘肉的按摩法

①按压委中穴（左右腿膝盖后方横纹的正中央）

左手握在左腿的膝盖下方，拇指放在前膝下，以中指同时压在委中穴上，有节奏地进行按压，由轻到重，再由重到轻。两侧可同时进行，一组按压10次，每天两侧各5组。

②按压血海穴（膝盖骨的上缘，向斜下方5厘米处）

双手握住膝盖上方，拇指压在血海穴上，力度由轻到重，再由重到轻。一组按压10次，每天每侧各5组。

③摩搓大腿

双手握紧一侧大腿，两手拇指从膝盖处开始，向大腿根部边按压边慢慢摩动，动作要轻柔和缓，速度要慢，以腿部微微有热感为最好。每天每侧按摩15次。

④摩搓膝盖

双手握紧一侧膝盖，两手拇指在膝盖上原地稍用力摩动，动作要轻柔和缓，速度要慢，以膝盖有微热感为最好。每天每侧按摩15次。

手——女人的第二张脸

对于爱美的女性来说，手足不仅反映了健康状态，还是女性美的具体体现。手是除脸之外展现女性之美最多的部位。

《黄帝内经》记载："手三阴经从胸走手，手三阳经从手走头，足三阳经从头走足，足三阴经从足走腹（胸）。"手足部位是人体十二经的起止部位，汇聚了手足三阳经和三阴经的气血，人体的气血都要通过手足周流全身。所以手足及指甲的荣泽能反映全身气血的盛衰。中医可以通过手腕的脉象来判断病情，根据手掌的变化了解身体内部的疾病。由此可见，手足健康与全身的健康息息相关。

天然护手方

①护手油

植物油50克加蜂蜜25克、玫瑰花 1 朵、鸡蛋清1份放入沙锅中，用小火加热至温热，然后将手浸于油中15分钟。此方有良好的滋润效果，对皮肤干燥的女性很有效。

②滋润型护手膏

将一根黄瓜捣烂，加 1 个蛋黄搅匀，再加入1汤匙橄榄油。睡前涂在手上，然后戴上棉质手套，第二天早晨洗净。能令双手变得滑爽滋润。

③美白型护手膏

在牛奶中加入麦片和蜂蜜，调和之后涂在手部。能淡化粗糙、保湿嫩白。每周做1次。

滋润护手DIY小体操

手部肌肤比面部肌肤脆弱得多，又经常暴露在外面，所以对手部肌肤的护理更是不能马虎。

①常用清水清洁双手，然后轻轻抹干水分。将滋润护手霜均匀涂满双手，并用指腹以螺旋状进行揉搓，使养分慢慢渗入手部肌肤。

②以螺旋状揉搓手背。从小指与无名指开始，依序向大拇指移动。接着，以螺旋状朝手腕上面按摩。然后把手摊平，来回呈圆形揉搓。最后静待30分钟，让滋润成分充分渗透。

水果手膜

材料：鲜榨苹果汁半杯，纯味鱼胶粉1汤匙。

做法：将两者混合煮至完全溶解，待冷却至半固体状态，涂一层薄水果胶膜于双手粗糙处，敷15分钟，待之变干撕下，用温水洗净即可。

功效：有镇静及柔软功能，能令粗糙的双手恢复滑嫩。

脚——“人体的第二心脏”

人的双脚像心、肺一样，在人体中是非常重要的角色，甚至被称为是“人体的第二心脏”。脚离心脏虽远，但心脏的病兆总是最先出现在这一部位。患有心脏病的人，首先是脚趾开始肿胀，然后才逐渐向膝部延伸。

脚掌上有通往全身的穴位，刺激脚掌能使末梢神经活跃，使神经系统和内分泌系统充分活动。如果哪里不舒服，只需进行一些简单的足部按摩，便能得到缓解。

《黄帝内经》称“形数惊恐，病生于不仁，治之以按摩醪药”，这是关于中医养生足道的最早提法。《黄帝内经》不仅记载了足部腧穴和经络，还第一次全面介绍了各腧穴和经络的关系与分布，第一次提出了按摩这些穴位能够治疗疾病。

足底按摩需要专业训练，培养较高技巧。这里仅介绍简单易行的足浴和按摩方法。

足底五趾和五脏的对应关系

大脚趾对应脾、肝；二趾对应胃、心；中趾对应胃、脾；无名趾对应胆、肺；小趾对应膀胱、肾。

十招教你美足保健

泡脚：在冬季养生的部分中我们已经详细介绍过泡脚的注意事项了，请参考前文。

搓脚：双脚泡在热水中互相搓动，加入苏打水，可软化粗糙的皮肤。等皮肤开始变软时，用搓脚石摩擦后跟与脚趾，再用清洁刷将脚部的粗糙死皮全部刷掉，让脚变得清爽、光滑。另外，还可用手指搓脚的第二趾和第三趾，此处有穴道反射双眼，可消除眼睛疲劳。

晒脚（脚心日光浴）：阳光充足时脱掉鞋袜，将两脚心朝向太阳晒30分钟。此法能让紫外线直射脚心，促进全身的血液循环。对于体质虚弱的坐班女性最为适宜。

捶脚：用按摩棒轻轻捶击脚心，每次50下，使之产生酸、热、麻、胀的感觉，左右脚各做一遍。捶击能刺激脚底神经末梢，促进血液循环，防止因久坐导致的脚部甚至全身血液淤滞。

按脚：长期坐着办公的人，可以不时用手指强力按压脚后跟，直至产生痛感为止。此法有利于脚部血液循环，还能有效防止因久坐形成的驼背。

揉脚：日本医学家发现，经常活动脚趾有健胃作用。中医经络理论也认为，胃的经络通过脚的第二趾和第三趾之间，胃经的原穴也在脚趾的关节部位。因此，脾胃肠功能较差的人要经常锻炼脚趾，可强身健胃。

晃脚：取仰卧位，两脚抬起悬空，然后摇晃两脚，最后像蹬自行车那样有节奏地转动，每次做5分钟。此法能活跃脚部，促进全身血液循环，解除疲乏感。

裸脚：一是可培养脚心，这部分是人体平衡的重要支撑点。调查表明，凡是健康长寿的人脚心往往呈弓形，形状好而结实。二是可使5个脚趾自由运动，有利于足底和脚趾的锻炼。特别是大脚趾与第二趾之间的空隙非常重要，正是这两个脚趾的协调动作，人的行走姿势才能健美而自然。赤脚锻炼不仅能养生还能健美形体，爱美的女性不妨多试一试。

转脚：血压偏高的坐班女性，做转脚腕动作有助降低血压。方法是盘腿坐在椅子上，用双手抓住脚尖，慢慢转动脚腕，每次3分钟，一天两次。

摩脚：按摩足底反射区，通过神经调节，可治疗痤疮、黄褐斑、雀斑和湿疹等疾病。每次先全足按摩5遍，然后再有针对性地按摩足底各个反射区。每个反射区的作用不同，若有痤疮就多按摩足外侧，有黄褐斑则多按摩右侧足底。

家庭泡脚方

配料：伸筋草，桂枝，艾叶，地肤子，红花，当归，苏木，甘草，没药。

做法：取以上药物各30克，放入药锅中，加入适量的水，用文火煮1个小时，储藏待用。每日洗脚时先在脚盆中倒入热水，加冷水冲温，温度在大约50℃即可。然后倒入煮好的药汁，比例为热水的1/10。

许多人喜欢用很热的水烫脚，这是一种不好的方法，会对脚部有一定的损伤，最好用45℃左右的温水泡脚，注意保持水温即可。而且，脚盆最好比普通洗脸盆略深，这样可以保证胫骨以下全部没入药水中。泡脚时间以半小时为宜。

家庭足底按摩法

正式的足部按摩师手法非常复杂，不过对家庭保健来说，掌握以下5种手法就足够了。

①握拳食指法

着力点：食指第二指关节顶点。

方法：弯曲食指稍用力按压。

适用：肾上腺、膀胱、肾、生殖腺、失眠点等反射区。

②拇指点按法。

着力点：拇指指端、指腹。

方法：用拇指点按。

适用：气管及食管、心痛点、便秘点等反射区。

③拇指推压法

着力点：拇指指腹和桡侧偏锋。

方法：用拇指推按。

适用：胸、腹股沟、尿道及阴道、直肠及肛门、坐骨神经等反射区。

④拇指掐法

着力点：拇指指端。

方法：用拇指和食指掐。

适用：颈项、小脑及脑干、上颌、下颌等反射区。

⑤食指刮压法

着力点：食指第二节指腹桡侧。

方法：用指腹刮压。

适用：外尾及内尾骨等反射区。

▌足部五个反射区

腹腔神经丛、肾脏、脾脏、输尿管、膀胱，这五个反射区是在按摩时必须重点按摩的部位。

▌按摩的顺序

全足按摩往往先从左脚开始，先按摩肾、输尿管、膀胱三个反射区，再按摩脚底、脚内侧、脚外侧和脚背等部位。

按摩时，只要找准敏感点，就不会费太多力气；被按摩处有酸痛感，疗效才好。

▌按摩的力度

按摩力度的大小是疗效好坏的重要因素。力度太小没有效果，反之则会很痛，所以，要得气、均匀。按摩处有酸痛感，即为得气；而均匀，是指按摩力量要渐渐加大，缓缓抬起，还要有一定的节奏，不可忽快忽慢、时轻时重。

▌按摩时间

要根据被按摩者的不同病情及其体质差异，掌握好按摩时间。单一反射区的按摩时间为3分钟，肾、输尿管、膀胱反射区必须达到5分钟，这样才能把体内的有毒物质排出体外。总的按摩时间也不宜太长，控制在30～45分钟最好。

▌注意事项

①按摩前应用温水洗净足部，全身放松。

②初次按摩时，应测定每个穴位和病理反射区敏感的反射痛点，以便做到有的放矢。

③按摩结束后30分钟应饮用一杯温开水，有助于气血的畅通，以达到良好的功效。

—关爱篇—

善待自己的女人最美丽

《黄帝内经》对男女的差异早有认识，男女养生之法也是不一样的。在经、带、胎、产的四个特别的时期，女人要善待自己。

第九章　女性特殊时期的保养

女人，对自己要好一点。女性有很多特殊的时期，所以女性的养生要有女性的特点。《黄帝内经》中对男女养生方法的不同早有认识。在经、带、胎、产的四个特殊时期，女性要特别关注自己的身体。

经期女人，要冷暖自知

《内经·素问·上古天真论》曰："女子七岁，肾气盛，齿更发长，二七而天癸至，任脉通，太冲脉盛，月事以时下，故有子……七七任脉虚，太冲脉衰少，天癸竭，地道不通，故形坏而无子也。"这段话指出了女性生长、发育和衰老的过程，认识到肾气、天癸与月经有着十分重要的关系。

经期女性应冷暖自知

月经属正常的生理现象，但是经期流血过多，身体便会虚弱，引起月经病或其他妇科疾病，所以应注意以下几点：

①清洁卫生。经期要保持外阴清洁，卫生巾要柔软清洁，要使用消毒抗菌产品。

②保持心情愉悦。精神状况对月经的影响非常明显，避免不良刺激非常重要。

③充足睡眠及合理运动。一定量的运动能够促进盆腔的血液循环，而充足

高质量的睡眠也是经期最好的保障。

④经期需要充足的营养，但不能食过冷及辛辣食物。

⑤寒暖适宜。月经期间女性的抵抗力下降，应注意冷暖变化。经期要尽量避免寒冷刺激，特别是要防止下半身受凉，如淋雨、洗冷水澡、坐凉地面等，忌吃冷饮，也尽量不在经期洗头。

⑥经期应禁止房事，因为此时很容易感染。

⑦经期如需用药，应经医生检查诊治，自己不要乱吃药。

子宫健康，寒暖自知

子宫温暖、气血运行通畅就能按时盈亏，经期如常才能孕育胎儿。如果子宫受寒邪困扰，血寒就会凝结，不仅会发生痛经，生育能力更会受到影响。

中医诊断宫寒的方法有以下几种方法：

①望。经血颜色暗黑、白带颜色白且清稀，脸色暗黑或苍白少华，舌色黯淡，舌苔白而水滑。

②闻。白带有一种特殊的腥臭味。

③问。常会有痛经、性冷、月经延期甚至闭经等现象，还有腰膝酸冷、四肢不温、黄褐斑等。

④触。小腹温度低，常有冷感。

经期忌口的食物

①属性偏凉的食物，如冰淇淋、冰水、黄瓜、冬瓜、西瓜、茄子、丝瓜、梨、柚子、海带、竹笋、橘子等。

②酸涩的食物，如酸梅、未成熟味酸的水果等。

③辛辣食品，如油炸食品、辣椒、胡椒、芥末等。

经期食补之法

①血热型：食丹皮薄荷叶

症状：月经提前，量多，或是黏稠、有血块；同时伴有口干舌燥、尿少色黄、便秘。

作用：清凉退火。

做法：牡丹皮15克，薄荷5克，白糖少许。将牡丹皮及薄荷研磨成粗粉末，用纱布包好。月经前5～10天，一天一包，用热开水冲泡10分钟即可。

②气虚型：食参枣米饭

症状：月经提前，经血量多或稀薄，颜色较淡，同时伴有呼吸急促、倦怠欲睡、食欲不佳、腹泻等症状。

作用：补气、补血。

做法：党参15克，大枣30克，山药10克，葡萄干20克，糯米一米杯。将党参、大枣、山药泡10分钟，用水煎煮30分钟，将煎煮后的汤汁和葡萄干、糯米一起煮成饭。月经前5～10天，一天一剂，分两餐服用。

③肝气郁滞型：食红花糯米粥

症状：经期延后，腹胀，月经量少，月经来前乳房胀痛。

作用：顺气、理气。

做法：红花5克，香附9克，糯米一米杯。将红花、香附加适量水熬30分钟成汁。将药汁加到糯米中，煮粥食用。月经前7天空腹食用，连吃7天。

④肝血亏虚型：食归枸参枣粥

症状：经期延后，月经颜色淡，同时伴有头晕眼花、小腹疼痛、心跳加速、失眠等症状。

作用：补气、补肝血。

做法：当归6克，大枣15克，黄芪10克，茯苓10克，糯米一米杯，红糖少许。将当归、大枣、黄芪、茯苓加水熬30分钟成汁。将药汁加入糯米中，煮成稀粥，加入少许红糖即可。可经常食用。

⑤血虚型：食肉归饮

症状：月经延后，经血量少，同时伴有小腹冷痛、手脚冰冷、头晕目眩等症状。

作用：补血驱寒。

做法：肉桂5克，当归15克，葡萄酒500毫升。将肉桂和当归泡在葡萄酒中，一星期后服用。月经前5～10天，每天晚上睡前喝一小杯。

⑥虚热型：羊肝炒莲藕

症状：月经提前，经血时多时少，黏稠，同时伴有手脚发热、脸色泛红等症状。

作用：清热、调血。

做法：羊肝250克，莲藕250克，盐及油适量。羊肝洗净、切片，莲藕切成丝。上述材料一起用大火炒熟，加盐等调味品即可。月经期间可以常吃。

月经失调——气血失调

什么情况属于月经失调呢？根据医学定义，每隔21~35天来潮，便算是正常和有规律的经期；若不足或超过这个期限，如每十四五天就来一次，或拖到40多天才来一次，都属于不正常。正常的出血量应该少于80毫升，过多或过少均属异常。经期的长短往往因人而异，2～8天不等，一般为4~5天。

《内经 · 素问 · 调经论》说：“血气不和，百病乃变化而生。”“气血充盈，百病不生。”气血是人体的后天之本，五脏六腑、骨骼经络乃至毛发皮肤都必须依赖气血的推动，月经失调的根本原因在于气血失调。

月经失调的五大罪魁

①压力：处于生育年龄的女性，如长期处于压力下、生闷气或情绪不佳，月经就会失常紊乱。

②贪凉：女性若在经期受寒，会造成盆腔内的血管收缩，从而引起月经量过少，严重者甚至出现闭经。

③电磁波：生活中的各种家用电器和电子产品都会产生电磁波，对女性的内分泌和生殖机能产生不良的影响，往往会导致内分泌紊乱和月经失调。

④便秘：便秘有引起女性月经紊乱的可能。因为直肠内大便过度充盈后，子宫颈会被向前推，而子宫就会向后倾斜。长时间反复出现这种情况，子宫壁就会充血，逐渐失去弹性，引发腰痛、月经紊乱等。

⑤滥用药物：很多现代西药都可能导致女性月经失调、不排卵、闭经等。这是因为西药中的化学物质会抑制、伤害人体自身的抵抗力，导致机体的功能障碍。

月经失调，自我调理

①保持精神愉快、情绪稳定。在月经期，很多女性都会出现下腹发胀、腰酸痛、乳房胀痛、轻度腹泻、容易疲倦、嗜睡、情绪不稳定、容易发怒等现象，这些都是正常的生理现象，不必过分紧张。

②注意卫生，预防感染。平时多注意外生殖器的清洁，月经期绝对不能性交。经期还要注意保暖，避免寒冷刺激。

③内裤对女人很重要，要选择柔软、棉质、透气性能良好的产品，还要勤洗勤换。换洗的内裤要放在阳光下晒干。

④不吃生冷、酸辣等刺激性食物，多喝开水，保持大便通畅。血热者经期前要多食新鲜水果和蔬菜，忌食葱蒜韭姜等辛辣食物；气血虚者平时必须增加营养，多吃补气的食物，如牛奶、猪肉、羊肉、鸡肉、猪肝、鸡蛋、豆浆、菠菜等，忌食生冷瓜果。

食粥调经

①艾叶粥

此粥能温经止血、散寒止痛，对女性虚寒性痛经、小腹冷痛、崩漏下血、月经不调、胎动不安、妊娠下血及宫冷不孕等症治疗效果良好。

做法：艾叶15克，粳米50克，红糖适量。将艾叶放入锅内，倒入清水，用文火煮煎取汁，与粳米、红糖一同放入锅内，用文火煮成稠粥。月经过后3天服，月经来前3天停，每日早晚温热服食。

②益母草粥

此粥能祛淤活血、调经止痛，适用于女性月经不调、痛经、崩中漏下、产后血晕、淤血腹痛等症。此粥有活血祛淤作用，孕妇不宜食用。

做法：新鲜益母草120克，粳米50克，红糖适量。将新鲜益母草洗净，煎取浓汁300毫升左右。将粳米洗净，放入锅内，再添水300毫升，一起煮成稀粥，最后加入红糖，以米烂汤稠为好。

③萸肉粥

此粥能补益肝肾，收敛固涩，适用于月经量多、漏下不止、腰膝酸痛、头晕目眩、耳聋耳鸣、小便频数等症。

做法：山萸肉15克，糯米50克，红糖适量。将糯米、山萸肉、红糖一同放入沙锅内，加入500毫升水，置文火上慢慢煮至米烂粥稠为好。

④丹参粥

此粥能活血化淤，调经止痛，除烦安神，适用于月经不调、淤滞腹痛、产后恶露不尽和血滞引起的经闭、胸胁疼痛等症。

做法：丹参25克，糯米50克，红枣3枚，红糖适量。将丹参煎取浓汁。糯米、红糖、红枣与药汁一起放入沙锅内，加500毫升清水，用文火慢慢煮成稠粥。每日吃一次，温热服食，10天为一疗程。

怎么用按摩法治疗月经不调？

①摩腹：左手掌心叠放在右手背上，将右手掌心放在下腹部，适当用力按顺时针、逆时针做环形摩动1～3分钟，以皮肤发热为佳。然后将手掌心放在肚脐下，按摩方式同前。

②揉按关元：右手大鱼际按摩关元穴，适当用力揉按1分钟左右。

③搓擦腰骶：双掌分别放在腰骶部两侧，自上而下用力搓擦腰骶部1分钟；然后两手叉腰，将拇指按在同侧肾俞穴，其余四指附在腰部，适当用力揉按1分钟左右。

④按揉足三里、血海：将一手食指与中指重叠，中指指腹放在同侧足三里穴上，适当用力按揉1分钟，双下肢交替进行；然后将双手掌心放在同侧血海穴上，用力揉按1分钟左右，双下肢交替进行。

注意：月经期间应停止按摩。

怎么用益母草调经？

益母草含益母草碱、水苏碱、益母草定、益母草宁等多种生物碱及苯甲酸、氯化钾等成分。其浸膏及煎剂对子宫有强而持久的兴奋作用，不但能增强其收缩力，同时能提高其紧张度和收缩率，常用于妇女血脉阻滞之月经不调、经行不畅、痛经闭经、产后淤阻腹痛、恶露不尽等症。由于益母草性微寒，尤其适合血量较大、血色红、怕热的产妇。

①取益母草30～60克、延明索20克、鸡蛋2个，加水同煮，鸡蛋熟后去壳再煮10分钟。去药渣，吃蛋饮汤，经前一周每天一次，可治痛经。

②取益母草90克、橙子30克、红糖50克，加水煎服，可治闭经。

③取益母草50克、香附15克、鸡蛋2个，加水煮熟现去壳煮10分钟，去药渣，吃蛋饮汤，每天一次，可治功能性子宫出血。

④取益母草50克、生姜30克、大枣20克、红糖15克，加水煎服，可治产后腹痛。

⑤取益母草50克、黑木耳10克、白糖50克，加水煎服，可治恶露不绝。

怀孕，女人的第二次发育

《黄帝内经》说："阴阳者，天地之道也。万物之纲纪，变化之父母，生杀之本始。"男为阳、女为阴，男女阴阳交合，就会生儿育女，正所谓"阴阳者，天地之道也"。

中医认为胎儿的形成是男女之阴阳之精气于天地之间交合而成，男女的原始之精形成了胎儿的形体。随着胎儿的迅速发育，孕妇需要补充大量的营养，于是大多数人就把怀孕当成大补特补的特殊时期，还认为这就是中医的观点。这真是大错特错了。

中医治病讲究通过辨证论治，不虚不补，以调整体内阴阳平衡为主。要成为健康的孕妈妈，就要对自己进行有针对性的营养补充。

孕妇产前的三期调养

▌早期养胎气(孕后前3个月)

唐代著名医家孙思邈《千金要方》里提出了“逐月养胎法”。中医认为，怀孕后前3个月，胎儿尚未定型，不能服食药物，关键在于调心。调心是要做到目不视恶色、耳不听淫声、口不吐傲言、心无邪念、心神安定等身心的调养。

饮食方面：饥饱适中，食物要清淡，饮食要精细，不宜乱补。

妊娠反应：呕吐、反胃、恶心。

可用止呕和止反胃的食疗方：

①甘蔗汁120毫升加10毫升生姜汁。

②苹果汁60毫升、柠檬汁10毫升、蜂蜜1茶匙，加水100毫升。

③生吃柚子100克。

▌中期助胎气(4～6个月)

中期胎儿开始迅速生长，此时要调养身心以助胎气。孕妇须注意：动作要轻柔，保持心平气和，多晒太阳少受寒，少穿露脐露臀装，太劳累会气衰，太安逸会气滞，所以要劳逸结合。

饮食方面：美味及多样化，营养要丰富，但不能过饱，多吃蔬果有利通便。这一时期阴血往往不足，易生内热，宜药食养阴补血。

食疗方：

①可用黑豆100克和红枣10枚，煮排骨汤以养血。

②党参30克，龙眼干10克，红枣8枚，煮水当茶饮，能滋养气血。

③西洋参5克炖瘦肉100克，贫血者以炖牛肉为好。

④其他可多吃菠菜、芥兰菜、银耳、芝麻、红萝卜、嫩椰子水和椰肉等，以及豆类食物。

▌后期利生产(后3个月)

后期多数孕妇往往会出现脾气虚、下肢水肿，或是阴虚血热、胎动不安，还很容易早产。这一时期孕妇生活中要衣着宽松，不能坐浴。心情要平静。饮食要热饮，不食燥热之品。行走时要轻轻摇身。要补气健脾、滋补肝肾以打好生产的基础。

食疗方：

①高丽参3克炖燕窝粥。

②银耳炖淮山药和龙眼干。

③海参烩香菇、瘦肉。

④党参、黄芪、红枣茶。

孕期使用中药注意事项

①在怀孕时苦瓜不可多吃，苦瓜中含有奎宁，会造成子宫收缩而引起早产。

②临产时不可大量吃补气药，如野山参、西洋参、高丽参等，因为气太旺会造成血液妄行，导致生产时出血过多。

③要慎用有泻下、活血、破气作用的药物和食物。

产后需要合理调养

产后为何会腹部肥胖呢？中医理论认为，最主要的原因就是宗筋松弛。宗筋，是全身筋之所主。《黄帝内经》说："肝，之合筋也。其充在筋，以生血气。"肝经经过阴器而抵小腹，腹部两旁都属肝经，肝虚就会腹肿，也就是腹部肥胖。

产后坐月子是中国人的传统习俗。中医理论认为，产后调养是大补气血最适当的时候。女性在分娩时会大量出血、出汗，会造成阴血亏虚、元气耗损等情况，还会出现产后贫血及产后宫缩痛、便秘、乳汁分泌少等现象。坐月子的目的就是要预防或消除以上种种不适。很多现代女性舍本逐末，只担心体形的变化，忽视对身体的调养。其实，月子坐好了能改善体质，使身体恢复更快并能增加乳汁，有助于对初生宝宝的哺育。当然，对体形的保养也是很重要的。只有保持健康才会有长久的美，千万不要为了迅速纤体而损害健康，那是"欲速则不达"。

产后调养须知

①膳食应多样化，粗细粮要搭配着吃，荤素菜夹杂，以富含蛋白质、维生素及微量元素的食物最好。特别是新鲜的蔬菜和水果，其中富含大量维生素，对产妇体力的恢复和补充乳汁的营养非常有好处。产妇总的饮食原则是：营养均衡，易消化、吸收，不宜过多食用肥甘厚味。

②卧室要注意通风，保持室内空气新鲜。夏天应注意防暑降温，但要避免对流风和直接吹风，防止母婴受凉感冒。

③注意清洁卫生。正常分娩后，产妇最好在分娩后3～7天才开始洗头、洗澡和刷牙（最好用温水漱口）。冬季每隔几天擦擦身就可以了，夏天一定要洗淋浴，不可盆浴。洗澡之外，还应勤洗外阴。

④产后恶露未净时，一定不可同房。一般最好一个月之后才可同房。尽早起床进行活动，坚持做产后体操。

⑤注意乳房的卫生。每次哺乳前都要用清水或是2%硼酸水擦净乳头。最好是母乳喂养，多余奶要用吸乳器吸出或是挤出。如果乳头破裂，涂以50%鱼肝油铋剂，在哺乳前洗去。要是哺乳时疼痛明显，可把奶汁挤出来喂婴儿。

产后药汤

坐月子期间，产妇需要补充大量营养，促进身体尽快地恢复，好哺育婴儿。中医食疗的药汤是最好的营养补充方法。

①花生猪蹄汤

花生能益气、养血、润肺、和胃，猪蹄是补血通乳的食疗佳品。此汤对产后乳汁缺乏很有效。

做法：猪蹄2个，花生150克，盐、味精适量。将猪蹄洗净，和花生一起放入炖锅中，用小火炖熟，加食盐、味精调味即可食用。

②黄芪炖鸡汤

黄芪能补气健脾、益肺止汗、补气生血，中医常用于治疗产后乳汁缺少，还能补虚固表，是治疗产后虚寒证的主药。母鸡温中健脾、补益气血。此汤对产后体虚、面色萎黄、乳汁过少、易出虚汗者效果非常好。

做法：黄芪30克，枸杞20克，母鸡1只，红枣8颗，葱、生姜、盐、米酒适量。将黄芪放入滤袋中，母鸡洗净、切块，生姜切片，葱切段，加清水1500毫升，用小火慢炖1小时后加盐、米酒即可食用。

③猪蹄通草汤

通草能清热通乳，对产后缺乳非常有效。此汤每天服3次，连服3日。

做法：猪蹄2只，通草8克，葱白3根，盐少许。将以上3味共同加水煮汤服用。

④回乳麦芽饮

此品能健脾消食，中医常用于回乳，亦可减轻乳胀。

做法：炒麦芽50克，山楂30克，煎水服用。

更年期——调阴阳、补气血

更年期是女性卵巢功能从旺盛状态逐渐衰退直到完全消失的一个特殊的过渡时期，包括绝经和绝经前后的一段时间，一般在45~55岁之间出现。在更年期，女性会出现一系列的生理和心理方面的变化，多数妇女能够平稳地度过更年期，但也有少数妇女因为更年期生理与心理变化较大，被一系列症状所困扰，从而影响身心健康。

《黄帝内经·素问·上古天真论》提到“（女子）七七任脉虚，太冲脉衰少，天癸竭，地道不通，故形坏而无子也……（男子）七八肝气衰，筋不能动；八八天癸竭，精少，肾脏衰，形体皆极。则齿发去”。中医认为，这是一种必然的自然趋势。冲脉为血海，任脉主胞胎，冲任二脉与女性生理机能息息相关。人体气血如同储蓄一样渐渐匮乏，里面已无多余，外面岂能再花！

如果女性在月经期断绝前后一段时间出现阵发性烦热、出汗、胸闷、易激动、情绪不稳等症状，则称为更年期综合征。绝经前后肾气渐渐衰退，冲任二脉减弱，天癸渐渐枯竭，就会出现阴阳失衡、脏腑气血不协调，这就是更年期。从中医来说，更年期与“肾”及“血”有密切关系。

调节肾之阴阳气血，对症选用药膳

▌肾阳虚型

症状：面色晦暗，精神委靡不振，面部浮肿，腰膝酸软，四肢发冷，大便溏薄，夜尿多或白带清稀，月经量多但颜色淡，舌淡苔白，脉沉细无力。这是肾阳衰弱而出现的虚寒证，可选用“二仙”炖羊肉。

做法：仙茅10克，仙灵脾10克，生姜10克，羊肉300克，盐、食用油、酱油适量。将羊肉洗净切成块，放入沙锅中，加适量清水，将仙茅、仙灵脾、生姜用纱布包好，一起放入锅中，用武火煮沸后，改用文火慢慢炖至羊肉烂熟，加入佐料即成。

功效：仙茅、仙灵脾可温补肾阳而祛寒；羊肉甘温祛寒，可补益精气；生姜温中。几味药配伍有温阳散寒、健脾益气的作用，对肾脏虚寒者最好。

▌肾阴虚型

症状：手足心烦热，腰酸腿软，头晕耳鸣，全身烘热、汗出，月经量时多时少，皮肤干燥、瘙痒明显，口干燥，大便干结，舌红少苔，脉细数。这是肾阴虚损而出现的虚热证，可选用枸杞炒肉丝。

做法：枸杞子25克，瘦猪肉150克，青笋丝50克，植物油、盐、酱油、味精适量。将肉丝和青笋丝放入油锅爆炒，将熟时加入已泡洗净的枸杞及佐料，炒熟出锅。

功效：枸杞子可滋补肝肾；青笋能清热，补筋骨。此方对肾阴虚者是一种很好的药膳。

▌血虚型

症状：月经量少、颜色淡，月经延期，手足发麻，心悸失眠，面色苍白，皮肤无华，头晕目眩，舌淡苔白，脉沉细无力。血虚多从补心、肝、脾入手调养，可选用加味麦枣汤。

做法：大枣25克，龙眼肉30克，小麦粒25克，生甘草5克。将小麦粒和甘草洗净放入锅中，加水500毫升煎煮，煮至六成熟时加入大枣及龙眼肉，再煮

20分钟即可。

功效：小麦能养心阴，益心气，清心热；大枣、龙眼肉能健脾补血，养心安神；甘草有补脾益中作用，一起煎汤能滋阴补血。

更年期的自我调节：

更年期的到来是生命的自然规律，要正确对待更年期的生理和心理变化。

①保持乐观的情绪和愉快的心境。

②尽量改善不良环境，避免不良刺激。

③合理安排生活，劳逸结合。

④保持良好的生活习惯，睡眠要充足。

第十章　各显其效的美颜秘方

有人说，中国文化就是吃的文化。这句话有那么一点道理。中国人爱吃、懂吃、会吃，不但能吃出味道，还能够吃出健康。从《黄帝内经》出现到现在的几千年中，中国人的药膳、食疗一直都是中医治病的一个重要的组成部分。药粥、茶叶、蔬菜、汤煲，这些脍炙人口的美颜秘方，总是让女性爱不释手。

美丽“粥”记，越吃越美

《素问·玉机真脏论》讲过“浆粥入胃，泄注止，则虚者活”，可见粥的作用不可小觑。在我国悠久的食文化中，粥的踪影随处可见，其文字记载最早见于《周书》：“黄帝始烹谷为粥。”粥的历史可谓源远流长！

《南粤粥疗歌》唱道：“要想皮肤好，粥里加红枣；若要不失眠，煮粥添白莲；心虚气不足，粥加桂圆肉；消暑解热毒，常食绿豆粥；乌发又补肾，粥加核桃仁；梦多又健忘，粥里加蛋黄。”

联合国规定的长寿地区标准是每百万人口中有百岁老人75位，而在江苏如皋市的145万人口中，百岁老人已达172位，90岁以上的老人更超过4000人！专家认为，这与如皋地区“二粥一饭”的独特饮食习惯有关。如皋百岁老人中有74%的人每天早晚吃粥，因为吃粥可以减少热量的摄入，预防肥胖，能有效抑制高血压、心脏病、糖尿病的发生。

中国传统文化中，不同种类的粥不但能够美白、补血、乌发，还能让人拥有健康美丽的身体、润泽的肌肤和光洁的面容。

推荐几款养血粥

既要身材窈窕又要容颜润泽，养血很重要。几款简单易做的养血粥会让你变得更美。

①鸡汤粥

做法：取母鸡1只，剖洗干净、切块，加适量清水用小火慢慢煎煮成浓汤。取原汁鸡汤150克，加洗净粳米150克，加适量清水煮成稀粥服用。此粥能补脾益气。

②猪肝粥

做法：取猪肝100克，洗净切成小块，加入100克粳米和适量清水，以及葱、姜、盐等调味品，一起慢慢煮成稀粥食用。此粥有补血益气作用。

③花生牛筋粥

做法：取牛蹄筋100克，切成小块，与花生米50克、糯米100克一起放入沙锅，加清水慢慢煮成稀粥至蹄筋烂熟为止。此粥能养血强筋，益气健脾。

④红枣粥

做法：取粳米100克、红枣10枚，加水煮熟成稠粥，即可食用。此粥能健脾、益气、养胃。

⑤阿胶粥

做法：糯米洗净，入锅煮熟后加入少许阿胶，待阿胶溶化后，再加红糖适量食用。此粥能养血补血。

⑥菠菜粥

做法：取新鲜菠菜100克和粳米100克，放入沙锅中，加水1000毫升，煮至粳米烂熟即可食用。此粥能养血益气。

小贴士

①贫血者最好不要喝茶。因为食物中的铁会与茶中的鞣酸相结合而形成不

溶性鞣酸铁，影响铁的吸收，会使贫血症状加重。

②含铁食物、药物不要与牛奶同食。牛奶和硫糖铝等药物会阻碍铁质的吸收，所以吃含铁食物时不要喝牛奶或服用中和胃酸作用的药物。

③红枣补血，但不宜长期吃。长期服用红枣容易胀气，会使身材变胖。红枣宜一周吃3次。

五色养颜粥

黄豆、绿豆、黑豆、红豆、紫米虽然都是寻常之品，但将它们搭配食用可以同时调补五脏，真是不简单。

黄豆：味甘，性平。入脾、肺、大肠经。有补气健脾、养血润燥、行气导滞、利水消肿作用。

绿豆：味甘，性凉。入心、胃经。有清热解毒、开胃健脾、利水消肿作用。

黑豆：味甘，性平。入脾、胃经。有滋阴养血、活血利水、黑发、祛风解毒作用。

赤豆（红小豆）：味甘、酸，性平。入脾、肝、膀胱经。有利水消肿、健脾补血、除胀消痞作用。《食性本草》认为它可“下水肿，久食瘦人”，看来还有减肥的功效。

紫米：味甘，性温。入心、脾、肾经。有养心安神、健脾补血、强肾益精作用。

将5种配料用温水泡2个小时，再用文火慢煮1个小时，烂熟后服用。此粥不凉不燥，不伤脾胃，是一剂驻颜长寿的妙方。

茶文化，品出来的美丽

曾任清华大学文学院院长18年的一代哲人冯友兰，在做88岁“米寿”（“米”字拆开是八十八）时曾说“何止于米，相期以茶”。意思是不能止于"米寿"，期望能活到"茶寿"（茶寿是108岁，"茶"字上面"廿"是二十，下面也可拆为八十八），可以想象茶与长寿的关系多么深入人心。

中国茶的历史源远流长。茶圣陆羽在其《茶经》中说："茶之为饮，发乎神农氏。"而民间确有这样的传说：茶是神农氏在野外以釜锅煮水时，刚好有几片叶子飘进锅中，煮好的水，其色微黄，入口则生津止渴、提神醒脑。以神农氏过去尝百草的经验，判断它是一种药，茶因此得以被发现。

现代医学证实，茶叶中含有丰富的维生素、微量元素和芳香油类，有促进皮肤新陈代谢和胶原质更新的作用，能防止皮肤衰老、干裂，帮助皮肤恢复青春活力，延缓生命衰老。

据科学测定，茶叶中含有10多种维生素、蛋白质，还有茶多酚、咖啡因等近300种成分，有着十分广泛的保健和药理作用。

按时品茗，在养生中品味生活

①早晨——绿茶：富含高效的抗氧化剂和维生素C，能够清除体内的氧自由基，还能分泌一种对抗紧张压力的激素。另外，绿茶含有少量的咖啡因，能刺激中枢神经，提神醒脑。

②午后——菊花茶：明目清肝。配合枸杞泡水饮用，对解除郁闷烦躁很有帮助。

③黄昏——枸杞茶：含有丰富的β-胡萝卜素、多种维生素、钙、铁，具有补肝、补肾、明目的作用。

④加班——决明子茶：有清肝热、明目、补脑髓、镇肝气、益筋骨的作用。患有便秘的人，最好在晚饭后饮用，效果很好。

茶叶应分类，品茶也在美容

①美肤茶：取绿茶适量，软骨素1克。先用沸水冲泡好绿茶，加入少许软骨素调匀。经常饮用能让皮肤滋润而富有弹性。

②护眉茶：取隔夜茶适量、蜂蜜少许，将两者调匀后洗眉，有润眉的作用。长期使用能使眉毛浓密有光泽。

③灵芝茶：灵芝草15克，绿茶少许。将灵芝草切成薄片，加绿茶用沸水冲泡后饮用。灵芝能补精益气、增强筋骨、白嫩肌肤。

④何首乌茶：绿茶、何首乌、泽泻、丹参各等量，加水煎30分钟后饮用。每天饮用一次，能美容、降脂、减肥。

⑤葡萄茶：葡萄50克，白糖适量、绿茶5克，将绿茶、葡萄与白糖用沸水泡好饮用，有抗衰老和保持青春活力的作用。

不同的茶叶有不同的功效

①减肥——罗汉果茶：味甜而醇正，热量却近乎等于零。既能减肥，又是润肺佳品。

②通便秘——枸杞茶：便秘可是美容的大敌，要是3天没有排便，就喝点没特别苦味的枸杞茶，晚上多喝一点，第二天上午自会大便通畅、神清气爽。

③抗辐射——菊花茶：由白菊花和上等乌龙茶焙制而成的菊花茶是良好的抗辐射茶饮。白菊花对体内积存的有害化学物质或放射性物质有很强抵抗和排除的功效。

④铲除脂肪平小腹——普洱茶：普洱茶是消除多余脂肪的上选，其实中国茶多数都有促进脂肪代谢的功效。

⑤清理积水消浮肿——艾蒿茶：有利尿解毒的功效，是消肿的好茶品。尤其是脸部浮肿的以及长期减肥却没有明显效果的人，不妨试一试。

蔬菜水果，各自显其效

据说，美国人每周节食一天，这一天只吃苹果，号称“苹果日”。治疗便秘时可吃熟苹果；睡觉前宜吃鲜苹果，能消除口腔内的细菌，改善肾脏功能；治疗咳嗽和嗓子嘶哑，就要喝生苹果榨成的汁；将苹果泥加温后食用，是治疗儿童与老人消化不良的好药方。

《黄帝内经·素问·脏气法时论》早已指出：“毒药攻邪，五谷为养，五果为助，五畜为益，五菜为充，气味合而服之，以补精益气。”可见水果补益之悠久历史。蔬菜水果是维生素、无机盐和膳食纤维的主要来源，而这3种营养成分可以帮助身体吸收食物中的其他养分，使身体机能保持正常。所以说“五果为助”“五菜为充”，指出了蔬菜水果是饮食中重要的辅助和补充食品。

各色蔬菜，美容能手

①豌豆：《本草纲目》记载，豌豆具有“去黑黯、令面光泽”的功效。豌豆里含有丰富的维生素A原，能在体内转化为维生素A，有着润泽皮肤的作用。

②白萝卜：中医认为，白萝卜可“利五脏、令人白净肌肉”。这是因为白萝卜含有丰富的维生素C。维生素C是一种抗氧化剂，能抑制黑色素的合成，阻止脂肪的氧化，防止脂褐质沉积。所以，经常吃白萝卜的女性皮肤往往白净细腻。

③胡萝卜：胡萝卜有润泽肌肤的作用，所以被誉为“皮肤食品”。胡萝卜还含有丰富的果胶，能够与汞结合，使人体里的有害成分得以排除，使肌肤看起来更加细腻红润。

④芦笋：芦笋富含硒元素，能抗衰老，还能预防各种与脂肪过度氧化有关的疾病，也是令皮肤白嫩的重要蔬菜。

⑤甘薯：甘薯中的维生素C含量很丰富，还含有大量的黏蛋白，维生素A原含量也接近于胡萝卜。所以常吃甘薯有降低胆固醇、减少皮下脂肪的作用，能补虚乏、健脾胃、益肾阳，从而起到护肤美容的作用。

⑥蘑菇：蘑菇富含蛋白质和维生素，营养丰富，脂肪含量却很低。经常食用蘑菇的女性雌性激素分泌会更旺盛，从而能抗衰老，使肌肤艳丽白嫩。

⑦豆芽：豆芽能防雀斑、黑斑，使皮肤变白。

⑧丝瓜：丝瓜有润滑皮肤的作用，能防止皮肤产生皱纹。

⑨黄瓜：黄瓜含有丰富的果酸，还有大量的维生素和氨基酸，能消除晒伤和雀斑、缓解皮肤过敏、清洁美白肌肤，是传统的养颜佳品。

⑩冬瓜：冬瓜含有锌、镁等微量元素。锌能促进生长发育，镁可使人面色红润、皮肤白净、精神饱满。

十种极具人气的美容水果

①木瓜：木瓜是美白、丰胸佳品，可以生食，也能熟食。要是用木瓜来丰胸的话，熟食的效果远远好于生食。鲜木瓜炖汤、加蜂蜜的蒸木瓜功效都很不错。

②奇异果：奇异果含有相当丰富的维生素、果胶、果酸等，能给皮肤补充更多的养分。能预防黑斑，使皮肤更加白皙细腻，还能降低胆固醇，帮助消化。

③西柚：西柚富含大量抗氧化元素及维生素C，而且西柚所含的热量非常低，每个西柚大约只有60热卡，所以也是减肥的好食品。

④柠檬：柠檬可以抑制黑斑，美白肌肤，也可以紧致肌肤，使皮肤光洁润滑。当然，柠檬的减肥功效也很显著。

⑤香蕉：香蕉润肠通便的功效是众所周知的，坚持每天吃两根香蕉就能保证正常的排便，有助于排出体内的毒素，让健康美丽伴随着你。另外，还可以用香蕉和蜂蜜调制成面膜，有美白的功效。

⑥苹果：苹果的保健功能非常出色，它的美容功效也非常显著。食用苹果可以帮助排出肠道中的铅、汞、锰等毒素。坚持每天吃苹果可以使肌肤更加红润有光泽。

⑦草莓：经常食用草莓的女性，皮肤会细腻而有弹性。此外，草莓还含有具有较高防癌抗癌作用的活性物质。

⑧枇杷：枇杷具有明视的作用，能使眼睛熠熠生辉，同时还富含蛋白质、果酸、维生素、胡萝卜素等营养成分。另外，将枇杷汁涂在脸部斑点处，能够淡化斑点颜色。

⑨火龙果：火龙果是一种低热量高纤维的水果，营养十分丰富，深得减肥女性的喜爱。另外，火龙果对防治便秘也很有效果。

⑩樱桃：樱桃含铁量丰富，具有生血的功能，能够防治缺铁性贫血。此外，樱桃还能消除黑斑，使皮肤红润嫩白。但樱桃不能多吃，否则会引起铁中毒或氢氧化物中毒。

如果你能每天都按需进食蔬菜和水果，相信你的青春一定会舍不得离开，水嫩光泽的肌肤会让你显得妩媚动人！

煲汤，慢活见真功夫

煲汤主要有三大功效：一是佐餐；二是养生，即中医讲的“治未病”；三是辅助治疗。广东人世代相传的药材煲汤之所以能够流传下来，就是因为它的三大功效对人们的生活益处极大。

煲汤是粤菜重要品种，是将食材加足汤水，小火慢炖细熬而成。其间不加水，不开盖，也不加复杂的调味料，使体积较大的食材煮至软烂，通过多种食物鲜味的混合，将食物的精华浓缩在汤汁里，从而成为一锅鲜美的好汤。

丰富的美容靓汤煲，总有一款适合你

补血养颜——归圆炖鸡肉

此汤对血虚诸症、肌肤不光泽、面部有色素斑沉着、皮肤干燥等，或经常心悸失眠、头晕目眩、产后虚弱等效果好。

做法：鸡肉200克，当归25克，桂圆肉80克。将当归、桂圆、鸡肉洗净，鸡肉切片，放入锅中，用文火炖3个小时，调味服食。

美容护肤——黑木耳红枣瘦肉汤

此汤对面部色斑、面色萎黄、暗黑等气虚血淤诸证效果好。

黑木耳能凉血，健脾，润肺，滑肠解毒；红枣健脾益气，有很好的滋润肌肤作用；瘦肉能益气养血，健脾补肺。此汤能润肤去斑，美容护肤。

做法：黑木耳20克，红枣15枚，瘦猪肉250克。将黑木耳、红枣洗净，泡

开，用文火炖开后放入瘦肉，慢慢煲至肉熟后服食。

▌除皱养肤——猪皮蹄筋大枣汤

此汤对皮肤皱纹密集，有色素沉着，青紫淤斑和贫血效果好。

做法：猪皮150克，猪蹄筋25克，大枣10枚。将猪皮洗净、切块，猪蹄筋用清水泡软、切段，加清水适量，三味用文火慢炖至烂熟后调味服食。

▌安神美容——桂圆炖蛋

此方能补气血，益心气，安神美容。

做法：鸡蛋4个，清汤3碗，桂圆肉干2大匙。桂圆肉干用温水洗净。取4个饭碗，每碗中放六分满的清汤和蛋1个，桂圆肉干少许，一起放入蒸锅中。蒸约8分钟即可食用，喜食甜味者还可加少量冰糖。

▌消除皱纹——莲实美容羹

桂圆肉能大补元气，莲子能补脾，薏仁米、芡实能健脾祛湿利水。此羹是很理想的美容药膳，经常食用可以消除皱纹，使肌肤白嫩。

做法：莲子325克，芡实25克，薏仁米30克，桂圆肉15克，蜂蜜适量。将莲子、芡实、薏仁米用清水浸泡30分钟，同桂圆肉一起放入锅内，文火慢慢炖至烂熟，最后加蜂蜜调味。

▌皮肤细滑——养颜茶

此茶补脾、健胃、养血、安神，常服能令人容颜白嫩、皮肤细滑、皱纹减少。

做法：生姜250克，红枣150克，甘草500克，丁香15克，沉香15克，盐50克。将诸材料共捣成粗末和匀备用。每次15克，清晨泡水代茶饮。

▌益气、消肿——黄豆排骨汤

黄豆含有丰富的蛋白质、脂肪、卵磷脂、胆碱及多种维生素。此汤益气，润燥，消肿，能补身体、润肌肤，老少皆宜。

做法：陈皮1.5克，排骨250克，黄豆150克，姜少许。排骨切小块，用开水汆烫，取出。所有的材料放入锅中，加适量清水煮滚后，改用小火慢炖2个小时，加入适量的盐等调味即可食用。

▌帮助恢复元气——甲鱼鸽子汤

此汤对手术后的病人康复最有益，普通人群也可以食用。

做法：鸽子一只除内脏洗净，甲鱼肉50克。将甲鱼肉打碎放入鸽腹内，加清水，用小火慢炖2个小时，加少许调味品即可。

第十一章　中医独有养颜之道

早在《黄帝内经》产生的时代，聪明的古人就发现人体有300多个穴位，从而发明了针灸、按摩、气功等治疗疾病和强身健体的方法。其中，针灸被世界各国誉为“神术”。现代中医学不仅有药物美容，还发展了针灸美容减肥、按摩美容减肥、气功养生养颜。

苦口良药，药剂献真情

近年来，全国各地掀起了中药药剂热。各地的中药凉茶、中药药膳、中药火锅、养生药煲等，都成为风靡一时的流行时尚。随着人们对中医学的认识逐步深入，中药药剂得到了国内外各个方面的认可。中药苦，但它绿色、环保与养生的特点具有广阔的市场优势。

《黄帝内经》中很少有药方，但它对开列处方提出了最基本的理论。两千多年来，历代中医名家依照这些理论为我们发明了很多很好的方药。其中有很多是针对美容养颜的，经过了上千年的检验，效果已广为认可。

润肤美白

琼玉膏

此膏适用于形容消瘦、面色憔悴、口唇干裂、皮肤干燥、毛发干枯、大便秘结不通、气短无力等气阴不足者，对秋冬季干性皮肤的女性保健效果很好。

配方：人参750千克，白茯苓1.5千克，生地黄8千克，白蜜5千克。

用法：取生地黄汁，加入白蜜、人参、白茯苓细末，和匀后放入瓷罐内封存，每次6～9克，早晚各服一次，用米酒或温开水调下。

功能：益气养阴，润肤增白。方中生地黄能滋阴补肾，白蜜有养肺润燥作用。配合人参、白茯苓补益肺脾之气，肺脾气足就能生津、布津、化津。所以，此方能使干燥皴裂的肌肤及失于濡养的形体从根本上得到滋润。

▌悦容增颜类

①牛乳丸

此丸对于平素脾胃虚弱或久病或大病之后气血亏虚、唇甲色淡、面色无华、毛发无光泽、四肢倦怠者效果好。

配方：黄牛乳250克，白茯苓15克，生姜汁120克，人参15克。

用法：人参、白茯苓研为细末。将生姜汁、牛乳煮熟，放入少许花椒及人参末、茯苓末，熬成膏，做成如桐子大小的丸子。每次20丸，温开水送下，每天服三次。

功能：此方有开胃健脾、补益气血、悦容红颜的作用。牛乳最擅补虚、润肤。人参、茯苓能健脾益气。生姜汁、花椒末可开胃，能助气血上达头面、皮毛。脾胃健旺，就能气血旺盛，面色才会红润。

②苏东坡须问汤

此汤适于脾胃虚寒、口唇枯萎、气血不足、面色白而无华、形体消瘦、脘腹隐痛、喜温喜按、纳少便溏者。

配方：干姜6克，红枣2000克（干用去核），白盐60克（炒黄），炙甘草30克，木香1.5克，丁香1.5克，陈皮10克。

用法：上述材料共捣成泥状，装瓶备用。每次50克，煎水服，每日两次。

功能：此方能温中健脾，养血红颜。干姜能暖胃，丁香快脾，白盐消食，红枣生血，木香、陈皮能理气健脾，甘草补益中气。本方长期服用，能滋生气血，使面容红润。

▌驻颜抗皱类

①却老养容丸

此丸用于形容憔悴、皮肤干燥无光泽、头发早白等脾肾不足、气阴两虚者。

配方：黄精6千克（取汁），生地2.5千克（取汁），蜜3000毫升。

用法：三药相合，于铜器中搅匀，以慢火煎煮，做成如弹子大的药丸，每次以温酒服一丸，每日三次。

功能：益气养阴，抗衰驻颜。

②仙莲丸

此丸用于心悸失眠、食少便溏、四肢无力、面色无华、形瘦、肌肉松弛等心脾气虚者。

配方：莲花210克，藕240克，莲子240克。

用法：用沙锅将以上三药蒸熟，晒干，研成细末，做成蜜丸，如桐子大小。每次服一枚，每日三次，用温开水送下。

功能：养心神，健脾气，抗衰老。莲子养心，莲藕健脾，莲花活血消风、益色驻颜。本方对长期体质虚弱者或大病、久病之后者均是极好的养生保健品。

▌生发乌发类

①七宝美髯丹

此丹用于肝肾不足、未老先衰、形容苍老、头发早白、头发脱落稀疏、牙齿松动、腰膝酸弱。斑秃、脂溢性脱发、白发等属于肝肾精血不足。

配方：何首乌600克，去皮，切成片，以黑豆拌，九蒸九晒。白茯苓乳拌，150克，阴干。怀牛膝酒浸，同何首乌第七次蒸至第九次（150克）当归酒洗，枸杞浸酒，菟丝子酒浸蒸，150克。破故纸（黑芝麻拌炒）120克。以上诸药制蜜丸，盐汤或酒下，并忌铁器。

用法：将上述各药碾细，炼蜜丸，每丸重10克，早晚各服1丸，以淡盐开水送服。

功能：补肾精，益肝血，乌头发，是著名的乌发美容方剂。本方以首乌大补精血以乌毛发；破故纸补肾阳；枸杞、菟丝子、黑芝麻配首乌固精补肾；茯苓补脾；当归养肝血；牛膝引药下行，补肝肾，壮腰膝。本丹组方严谨，一直被认为是乌发生发第一方。但本方不适用于体质素盛、痰湿内盛之人。

②草还丹

此丹适于青少年白头或先头发焦黄渐变为花白者，并治烦躁易怒、头部烘热、舌红脉数等症。

配方：地骨皮12克，菟丝子12克，生地12克，牛膝10克，石菖蒲10克，远志10克。

用法：水煎服，每日1剂。

功能：凉血乌发。

针灸，一针见美

《黄帝内经》说："经脉者，所以能决生死，处百病，调虚实，不能不通。"

针灸是中国的国粹、最古老的东方医术。现在，外国人也越来越信任针灸，在国外的美容书籍中开始出现了有关针灸的内容。

《黄帝内经》称掌握针灸保健技术的医生为"上工"。针灸也是历经数千年深受老百姓欢迎的治病方法。针灸保健，就是用毫针来刺激人体一定的穴位，以激发经络之气，进而达到强壮身体、益寿延年的目的。目前兴起的针灸减肥已成为现代女性最喜欢的绿色、有效的减肥方法。

针灸非常复杂，这里我只介绍一些最实用的针灸保健方法。不过，大家一定要在医生指导下操作，否则操作失误后果是相当严重的。

手太阴肺经上的保健穴

①中府穴（胸前壁外上方，前正中线旁开6寸，平第一肋间隙）

针法：针刺时向外斜刺或平刺，深0.5～0.8寸；不可深刺，避免伤及肺脏。

功效：能宣肺理气，清泄心肺之热，增强肺脏功能，平喘止咳。

②列缺穴（在桡骨茎突上方，腕横纹上1.5寸处）

针法：针刺时向上斜刺0.3～0.5寸。

功效：能宣肺理气，利咽宽胸，通经活络，防治咽喉肿痛、牙痛、咳嗽、气喘，还能治疗半身不遂。

手阳明大肠经上的保健穴

①合谷穴（在手背第一、二掌骨之间，约平第二掌骨中点处）

针法：直刺0.5～1寸。

功效：能醒脑开窍，疏风清热，镇痛通络。可防治头面五官的各种疾病，以及发热、自汗、盗汗、经闭、癫痫、痹症等。本穴是重要的保健穴，经常按摩或针刺，可使人健康长寿。

②曲池穴（位于肘外侧臂，曲肘，肘横纹尽头便是此穴）

针法：可直刺1～1.5寸。

功效：能清热利湿解表，调和全身气血，对上肢不遂、高血压、咽喉肿痛有非常好的疗效。还能防止老年人视力衰退。

足阳明胃经上的保健穴

足三里穴（位于膝眼下三寸）

针法：可直刺1～2寸。

功效：本穴为重要的全身性强壮要穴，针刺本穴能健脾胃，帮助消化，增益气力，提高人体免疫力。针刺本穴对胃痛、腹胀、便秘、高血压、呕吐、泄泻、神经衰弱等疾病有较好的防治作用。

足太阴脾经上的保健穴

三阴交穴（位于足内踝上3寸，胫骨内侧面后缘）

针法：直刺1～1.5寸，针刺得气时，即出针。体弱者可留针5～10分钟。每日一次。

功效：此穴对强健腹腔内的脏器，治疗生殖系统的疾病有重要作用。针刺本穴能防治肠鸣、腹胀、泄泻、带下、月经不调、失眠、遗尿、疝气、不孕等。

足太阳膀胱经上的保健穴

①肾俞穴（在第二腰椎棘突下旁开1.5寸处）

针法：直刺0.5～1寸。

功效：能补肾益精，壮腰利湿。对耳鸣耳聋、水肿、月经不调、腰痛等有较好的防治作用。

②胃俞穴（在第十二胸椎棘突下旁开1.5寸处）

针法：斜刺0.5～0.8寸。

功效：能健胃益气，除湿消胀，是增强后天之本——胃气的重要保健穴。刺激本穴对胃痛、纳差、腹胀、肠鸣、呕吐、脾胃虚弱疗效较好。

推拿按摩，享受间体会美丽

除了针灸之外，推拿按摩也是古代中医治疗疾病的重要方法，是中医学最有特色的内容之一，不论是在治疗疾病上，还是健身美容上，都有着非常好的效果。

《黄帝内经·五常政大论》指出："无疾者求其藏，药以祛之，食以随之，和其中外，可使毕已。"意思是在人的生活当中会有很多的糟粕会停留在人体内。《内经》还说："夫经络以通，血气以从，复其不足，与众齐同，养之和之，静以待时，谨守其气，无使倾移，其形乃彰，生气以长，命曰圣王。"指出养生必须先清除糟粕，疏通经络，调和气血，修复脏腑。

女子乳房健美按摩法

实践证明，胸部按摩可以健美乳房，疏通乳络，预防乳腺疾病。能够促进乳房发育充分，增加乳房的弹性，减少多余的脂肪，还能增加乳房抗病能力，使乳腺小叶分化成熟，为哺乳创造条件。本法用于乳房保健，预防和治疗乳房过于肥大下垂、过小、平坦及乳腺增生、乳头凹陷等。

①按摩大椎穴。取坐位，头稍低一点，在颈部找到大椎穴（低头时最突出的椎骨上的间隙），然后用拇指或食指按揉大椎穴1～2分钟，有酸胀感时效果最好。

②掌摩乳房。

第一步，用右手的掌面从左侧锁骨下往下用较柔和而均匀的力量慢慢推摩至乳房根部，再往上推摩乳房返回至锁骨下，每次做三个往返。然后同样方法以左手推摩右侧乳房。

第二步，用右手的掌面从胸骨处往左推摩左侧乳房一直到腋下，再反方向推摩回胸骨处，每次做三个往返。再用同样方法以左手推摩右侧乳房。

③托推乳房。取仰卧位，用右手掌面内侧托住右侧乳房，然后用一定的力量慢慢向上托推乳房，反复进行20次，手掌向上托时不要超过乳房的水平。两只手也可同时进行。

④揪提乳头。用拇指、食指轻轻捏住对侧的乳头，轻轻揪提20次，用力不要太大。乳头凹陷的女性可以多揪提几次，用力可稍大些。

⑤轻抹乳房。双手四指并拢，用指面自乳头向四周像梳子一样呈放射状轻抹乳房2分钟。

注意事项

①按摩乳房时用力要轻柔，不可用力过重，避免过分牵扯。

②按摩时应充分暴露乳房，解除乳罩和内衣。

③按摩前可在乳房处涂抹营养护肤霜液。

④每日晨起或临睡时操作为好。

颜面皮肤美容法

颜面皮肤是一个人的门面，面部皮肤保护的好坏直接影响一个人的容貌。最好的面部皮肤是细腻饱满、红润光泽，而面白无华、枯燥起皱则是病态或衰老的面容。《黄帝内经》记载“十二经脉，三百六十五络，其血气皆上于面而走空窍”，说明面部通过经络与整体有直接的联系，而面容的健美取决于脏腑气血的功能是否旺盛，因此“面为五脏之华”。

古人提倡用按摩法保护面部皮肤，擦面即为具体方法之一。此法可活血通络，润泽皮肤，防皱消斑，清醒头目。

①分推前额。两手四指并拢，手指向上放在印堂处，沿着眉毛从内向外分推至太阳穴，反复做5次；再沿着比眉毛高的路线从内侧向外分推5次，每次升高路线向外分推，直至整个前额；然后从发际向下逐渐降低路线向外分推，一直到眉毛。

②指掌摩面。两手五指并拢，用手指掌面从前额部向下旋转着摩面，反复做15次。使整个面部都被旋摩到，有发热感及面部发红最好。

③直擦面部。两手掌面贴在两侧脸部，用掌面做上下往返的推擦动作，共往返做15次，整个面颊都应推擦到，直至面部发红、发热为止。

④按揉穴位。用双手食指按揉两侧的四白、承泣、地仓、承浆等穴位，每个穴位按揉2分钟，用力要均匀，有酸胀感最好。

⑤拍打面部。将两手四指并拢，用四指指腹沿前额部、眼周、鼻旁、面部的顺序依次拍打2分钟。

注意事项

①早晚按摩前要用温水洗脸。皮肤干燥的人还要先搽少许滋润霜。

②用力不能过大，以免损伤皮肤。

颏部颈部健美按摩法

本法能活血通络，润泽皮肤，增加弹性，防皱减褶。主要用于预防和治疗颏、颈部疾病、肌肉松弛、脂肪积聚所致的双下巴，对颏部皮肤也有健美作用。

①按揉颏部。牙齿微闭，头往后仰，用两手指腹从下颌尖部开始，向外侧做按揉，直至耳后乳突部，然后再反方向按揉至下颌尖部，共做10个往返。

②按揉颈部。牙齿微闭，头往后仰，一只手四指并拢，向后放在对侧的颈

部，从颈部下端向外上方缓慢做擦揉，直至耳后乳突下。左右交替，每侧做10个往返。

③转动头颈。头向前方平视，向左右做各90°角的转动。左右交替进行，速度要稍慢，左右各转动20次。

④拿捏颈部。用一只手慢慢拿捏颈部，不可用力太猛。每次约5分钟即可。

神秘气功，非常美容法

《黄帝内经》说："上古之人，其知道者，法于阴阳，和于术数，食饮有节，起居有常，不妄做劳，故能形与神俱，而尽终其天年，度百岁乃去。"

中国古人在3000多年前就发明了气功摄生的方法，气功是中国的国粹，也是中医学很有特色的治疗和养生方法。中医气功养生的具体方法不可胜数，这一节我们主要介绍两种与女人相关的养颜减肥气功。

童面功

本法能调养精神，使面容润泽，延缓衰老。做时应心情平静，意念专一。以意运气时，必须要使气血到达相应的穴位和经脉。第一次操作时往往不容易，多做几次就熟练了。

①自然盘腿而坐，思想要集中，将双掌放于膝盖上，上半身坐直，双眼微闭，舌抵上腭，意守丹田，呼吸均匀、深而细长。用意念将气慢慢引导至丹田处。人体的丹田有四个：两眉之间是上丹田，心窝处是中丹田，脐下三寸是下丹田，命门是后丹田。练功时心中要默念"上丹田，中丹田，下丹田，后丹田"，同时用意念将气血沿任督二脉（人体正中，前为任脉，后背为督脉）循行到四个丹田的部位，循行一圈为一次，反复做10次。

②将气收于下丹田之中，闭目叩齿10次，然后用意念把口中唾液吞至下丹

田中。再磨齿10次，将唾液吞入下丹田。

③搓热双手，按摩面部。

④全身放松，平静呼吸，用食指依次按摩承泣、四白、地仓、大迎、颊车、下关、睛明等穴位。

⑤搓热双手，按摩头面部，收功。

小周天减肥功

调身：两膝屈曲，盘地而坐。两肘屈曲，手心向下放在两膝上，前胸微挺，小腹向内收，头颈要伸直，闭上双目，体态要自然放松。

调神：排除杂念，集中意念。

调气法：舌抵上腭，用鼻吸气而口呼气，呼吸要深长而均匀。吸气时扩胸，同时想象大自然的精气进入自己的胸中，往下贯通至丹田；呼气时舌尖离开上腭，内收小腹，同时意念想象丹田之废气经口排出。反复调气10分钟，休息5分钟。

运气法：吸气再屏气，同时结合意念让丹田之气沿着循行路线运行，并在每处穴位调息一次，每次屏气2～3秒，感觉该处有热胀感最好。

循行路线：丹田→会阴→沿脊椎上行至命门→肾俞→脊中，沿督脉→大椎→风府→百会→神庭→印堂→人中→天突→膻中→中脘→气海→丹田。循行一次一周，每次运行10周。

收功：双手重叠放在脐部，揉擦丹田处30次，然后以双手掌心掩耳，用食指、中指重叠弹动风池穴30次，称为“鸣天鼓”。最后，搓热双手进行擦面、抹额、揉脚等功各5遍后即收功。

五禽戏

在养生保健方面，古老的中医文化为中国人所喜爱，华佗的五禽戏更是精华中的精华。据记载，华佗曾对弟子吴普说：“我有一术，名五禽戏，一曰虎，二曰鹿，三曰熊，四曰猿，五曰鸟，亦以除疾，兼利腮足，以当导引，体有不快，起作一禽之戏，怡而汗出，因以着粉，身体轻便而欲食。”

动作要领：

①全身放松。练习时，首先要全身放松，情绪要轻松乐观。全身放松可使动作不致过分僵硬，乐观轻松的情绪可使气血通畅。

②呼吸调匀。呼吸要平静自然，用腹式呼吸。在呼吸时，口要合闭，舌尖轻抵上腭。吸气用鼻，呼气用嘴。

③专注意守。要精神专注，排除杂念，将意念集中于意守部位，以保证意气相随。

④动作自然。五禽戏动作各有不同，熊戏沉缓，猿戏轻灵，虎戏刚健，鹿戏温驯，鸟戏活泼。练习时，动作宜自然舒展，不要拘谨。

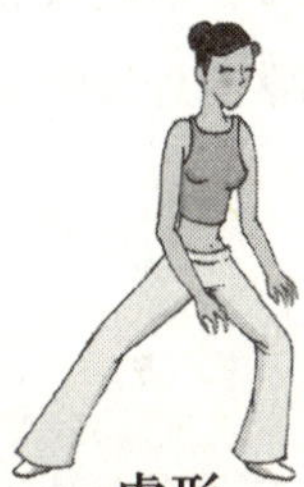
虎形

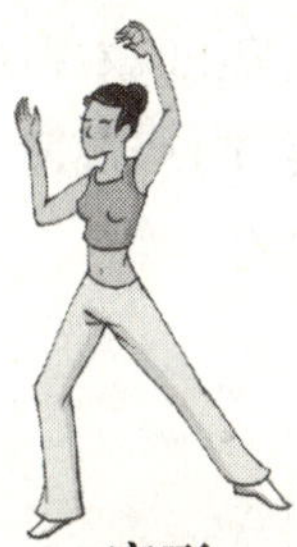
鹿形

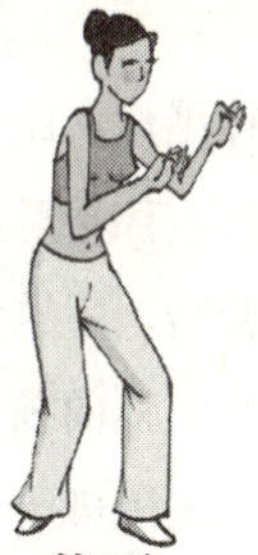
熊形

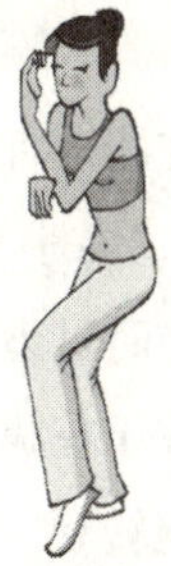
猿形

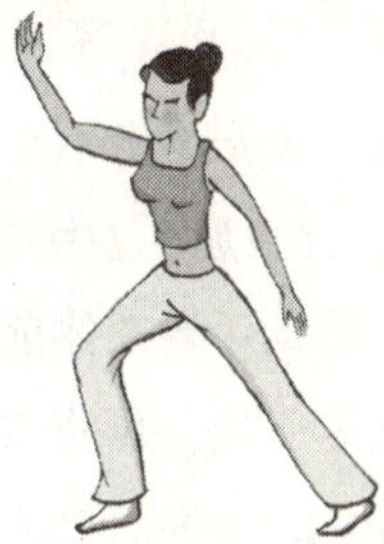
鸟形

虎形健身操

准备动作：自然站立，全身要放松，两脚跟靠在一起。舌尖抵住上腭，口微微闭合，意守命门。

①左式

第一步：双腿屈膝成半蹲，重心放于右腿，左脚抬起，靠在右踝关节处，左脚尖虚点地；两手握拳从下提至腰两侧，拳心向上，两眼注视左前方。缓缓吸气，两拳从胸部上举，拳心向内，举到口前面时慢慢呼气，然后拳外翻变成掌向前按出，与胸一样高，掌心向前。

第二步：左脚向左前方斜跨一步，右脚跟半步，左右两脚跟前后相对，距离一尺，将重心放于右腿，左脚点地成虚步，两眼看着左手食指尖。

②右式

第一步：左脚向前跨出半步，右脚跟到左踝关节处，稍稍抬起，右脚尖虚点地，双手握成拳状，提到腰两侧，拳心向上，双眼看着右前方。缓缓吸气，双拳从胸部向上举，拳心向里，举到口前面时慢慢呼气，最后拳外翻变成掌向前平行按出，掌心向前。

第二步：右脚向右前方斜跨一步，左脚跟进半步，左右两脚跟前后相对，距离一尺，将重心放在左腿上，右脚点地成虚步，双眼看右手食指尖。

注意：手足的动作要与呼吸协调。双手翻掌向外按时宜稍用力，速度要稍快。可反复左右交替做多次。

鹿形健身操

预备姿势：两脚分开，与肩同宽，两臂下垂，全身放松，调匀呼吸。意守尾骶间。

动作：右腿屈膝，上半身后坐，左腿前伸，膝稍弯，以左脚点地，成左虚步。两手向前伸，肘微屈，左手在前，右手置于左手内侧，掌心相对。旋转腰、胯、尾骶部，带动手臂在体前做逆时针方向旋转，手臂绕大环，尾间绕小环。上述动作运转若干次。再将重心移于左腿上，右腿向前迈，右手前伸，左手置于右手肘的内侧，按顺时针方向旋转腰、胯、尾骶部，并带动手臂做体前旋转。进行若干次。

注意：手臂旋转是靠腰、胯旋转而带动的，不是肩关节的活动，要意守尾间。这个动作可以益肾强腰，促进盆腔的血液循环。

熊形健身操

预备姿势：全身自然直立，两脚分开，与肩同宽，两臂自然下垂，呼吸调匀，全身放松，意念集中于脐内。

①左式：呼气时左脚向左前方缓缓迈出半步，身体略向左转，左肩向着后外方舒展开，左臂肘微屈曲。同时，屈右膝，随着上体的转动，右肩向前下方晃动，手臂亦随之下垂。此时，身体重心在右腿上。

②右式：吸气时身体稍向右转，重心渐渐由右腿移至左腿，右脚收在左脚内侧。呼气，右脚缓缓向右前方迈出半步，以腰为轴，身体稍稍向右转，右肩稍向后外方舒展，右臂肘微屈。同时屈左膝，右肩向前下方晃动，手臂也随之下垂。再吸气，身体稍稍左转，重心渐渐由左腿移至右腿，左脚收于右脚内侧。

注意：练此戏要意守中宫（脐内），气沉丹田，动作沉稳缓慢，像熊一样的浑厚动作，左右交替，反复晃动，次数不限。

猿形健身操

预备姿势：全身放松，很自然地站立，口微微闭上，用舌抵住上腭，调均匀呼吸，意念一直停在丹田（脐下三横指）处。

第一步：两腿慢慢地向下弯曲，把身体的重心放在右脚上，左脚向前迈出半步，同时左手从胸前往上举到口前，手成掌向前探出，当手举至与口一样高的时候，左手由掌变成爪，手腕跟着自然下垂。

第二步：重心移到左脚。右脚向前轻轻迈出一步，将身体重心移至右脚，左脚跟抬起，脚掌虚点地。右手从胸前往上举到与口相平的高度，手成向前取物一样的动作，当手举到与口相平齐的高度时，掌变成爪，手腕也随着自然下垂。然后，左手收回到左肋下。

第三步：身体向后坐，重心由右腿移到左腿，左脚往后退一点，稍用力踏实，右脚随之后退，以脚尖点地。同时，左手从胸前往上举，像取物一样往前探出，举到与口平齐时，由掌变成爪，手腕也随着自然下垂。右手收回到右肋下。

练猿形戏的方法就是往前进两步，再向后坐一步，要左右交替，先左后右，再先右后左，这样反复多次进行。

注意：练功时，要保持平静规则的呼吸，要意守脐中，外练肢体的灵活，内练精神的宁静。

鸟形健身操

预备姿势：双腿轻轻相并，全身自然直立，双眼平视前方，平静呼吸，宁神静气，意守气海。

第一步：左脚向前迈一步，右脚跟进半步，右脚尖虚点地，身体重心放于左脚。同时将双臂从身前慢慢抬起，向左右侧平举；在举臂时要慢慢深吸气，然后右脚向前跨出半步与左脚合并，双臂从身体两侧自然下落，同时慢慢深呼气。屈双膝下蹲，将双臂在膝下相握。

第二步：右脚向前迈出一步，左腿跟进半步，左脚尖虚点地，身体重心放于右脚。同时双臂从身前慢慢抬起，向左右侧平举，举臂时要慢慢深吸气。然后左脚向前跨出半步，与右脚相并，双臂从身体两侧自然下落，同时深呼气，再屈双膝下蹲，双臂在膝下相握。

注意：做动作时应意守气海，动作与呼吸配合一致，伸展时要吸气，屈体时要呼气。反复多次练习，能增强心肺功能，有壮腰健肾的作用。

第十二章　五行养生

金、木、水、火、土是为五行。我们的生活中有五行，工作中有五行，医生治病要用五行，养生养颜更是处处都要用到五行。每个人都有各自的特点，这个特点就要用五行来区分。生病时运用五行来分别五脏和用药，养生养颜更要用五行来为每个人制定不同的养生方法。

什么是五行

五行学说是中国古代的一种哲学思想，五行是指“金、木、水、火、土”五种状态。《尚书·洪范》记载：“初一曰五行……一曰水，二曰火，三曰木，四曰金，五曰土。水曰润下，火曰炎上，木曰曲直，金曰从革，土爰稼穑。润下作咸，炎上作苦，曲直作酸，从革作辛，稼穑作甘。”

五行代表了自然界万事万物的状态和运行方式。具体而言，木为少阳之象，火为太阳之象，土为大地之象，金为少阴之象，水为太阴之象。

五行对生命的作用

木是春。春天是木，木对生命的功能作用就像春天一样，有生长、生发、条达、向上、向外等作用。

火是夏。夏天是火，火对生命的功能作用就像夏天一样，有温热、升腾的作用。

金是秋。秋天是金，金对生命的作用就像秋天一样，有清洁、肃降、收敛等作用。

水是冬。冬天是水，水对生命的作用就像冬天一样，有寒冷、滋润、向下的作用。

土是大地。生命所需的物质在大地中，因此土对生命就像大地对生命一样，有生化、承载、受纳等作用。

五行为什么重要

▌在我们的生活、工作中处处都有五行。

①人分五行。

《黄帝内经》中有“五行人”之说，就是将不同人按五行的特性分成木形人、火形人、土形人、金形人、水形人五种类型。

木形人：形体如树，挺直而瘦长，头小而长，肩背宽，手足小，肤色青，劳心劳力。

火形人：面尖头小，肩背宽，手足小，身体强壮，肤色偏红，性格急，脾气暴躁，轻财。

土形人：肩宽而背厚，腹大而凸，肉多饱满，四肢匀称，头较大，肤色黄。

金形人：形体瘦削，骨态明显，关节突出，头、肩、腹、手、足较小，脸形方，肤色白。

水形人：肩小而腰长，腹、手足大，好动，肤色较黑。

②四季分五行：春为木，夏为火，长夏为土，秋为金，冬为水。

③方位分五行：东方木，南方火，中为土，西方金，北方水。

④颜色分五行：青为木，赤为火，黄为土，白为金，黑为水。

⑤味道分五行：酸为木，苦为火，甘为土，辛为金，咸为水。

总之，万事万物都可以根据五行来进行划分。

▌中医也有五行

《黄帝内经》的医学理论是在五行学说的基础上发展而成的。不论是诊断、治病，还是药物，古代中医学均以五行作为分类和治疗的重要方法。

▌事物的变化就是五行的变化

世间的万事万物都通过五行的生克来进行变化，生生不息。例如，春天木气旺盛，所以人体开始活跃起来，就要多吃酸味食物。春天过去，夏天到来，是火旺的时期，这时就要按火的特性进行保养。春去夏来中，人们要适应五行的变化而改变生活习惯。

五行非常重要且无处不在，下面我简单给女性朋友介绍中医五行养生的原理和方法。

“水”与养肾

《黄帝内经》：“水曰润下。”

古人称水的特性为“润下”。“润”，即滋润、濡润。润泽是水的特性，水的状态是滋润、清润的。“下”，即向下，下行。

“润下”是指水滋润下行的特性，所以引申为凡具有滋润、向下、寒凉、静藏等性质和作用的事物皆归属于水。

▌水与音乐

羽调式音乐（现代音乐的F调乐曲）风格清纯、凄切哀怨、苍凉柔润，如行云流水一般，具有水之特性，可入肾补肾。所以，肾气不足、肾虚的人或水形人，或者在冬季，多听听羽调（F调）的音乐能够补养肾气。

▌水与季节、方位

北方气候寒冷，无霜期短，而冬季万物蛰伏，这都与水的寒凉、向下和静藏的特性相类似，所以北方、冬天归属于水。

冬季五味：清淡添苦味

冬季天气寒冷，人体生命活动、能量代谢都趋于平静，很少出汗，水气集聚在体内。食盐过多就会造成体内盐的浓度过高，肾脏负担过重，因而对肾不利。按五行理论饮食应是“清淡添苦”。

清淡是指要少吃盐，饮食偏向清淡。所以，多吃些白菜、萝卜有很多益处，这也应了“冬吃萝卜”的民间说法。而吃苦的食物能够泻火存阴，就是中医所说的“坚阴”。尤其是现在气候变暖，通过饮食来清除体内的余火，有利于减少春季疾病的发生。中医提倡“秋冬养阴”与按五行学说得出的秋冬饮食方法是一致的。

冬季天寒地冻，人们在日常的饮食中还要遵循以下三个原则，才能通过饮食起到保温、御寒和防燥的作用。

①注意多补充热量充足的食物，以保证人体能量的供给，提高对低温的耐受力。特别是要多补充富含优质蛋白质的食物，如瘦肉、鱼、蛋、家禽、牛奶、豆制品等。

②多补充富含蛋氨酸和无机盐的食物，也能提高机体御寒能力。蛋氨酸是人体适应寒冷天气所必需的一种氨基酸，因此，在冬季应多摄取含蛋氨酸较多的食物，如芝麻、葵花子、乳制品、叶类蔬菜等。

另外，医学研究发现，人体怕冷与饮食中缺少无机盐很有关系。蔬菜的根茎所含无机盐较多，所以冬季应多吃胡萝卜、山芋、藕、大白菜等有根茎的蔬菜。

钙在人体内的含量会影响人体心肌及肌肉的伸缩和兴奋性。所以，提高机体的御寒能力也要补充钙。含钙较多的食物有牛奶、虾皮、海带、发菜、豆制品等。

③要多吃些富含维生素A、B_2和C的食物，这样才能在冬季预防口角炎、唇炎、舌炎等疾病。冬季气候往往很干燥，人体容易出现皮肤干燥、皲裂和口角炎等症状，所以在饮食中要及时补充多种维生素。维生素B_2在动物肝脏、鸡蛋、牛奶、豆类等食物中含量较多。含维生素A丰富的食物有动物肝脏、胡萝卜、南瓜、红心红薯等。维生素C主要存在于新鲜蔬菜和水果中。

水与养肾

中医认为，肾主水而司封藏，五行归属于水。在中医的养生学里，补肾水是很重要的养生方法。

补肾药膳——猪肾粥

补肾药膳就是选用一些补肾气、温肾阳、滋肾阴的中药，配合一定的食物经烹调而制成的食品。具有温肾壮阳、填精生髓之功效。能补肾强腰，适用于肾气不足引起的腰膝酸软、四肢无力、盗汗耳聋等症。

做法：猪肾2个，粳米100克，葱白、生姜、五香粉、精盐各适量。将猪肾洗净，去筋膜后切细，粳米洗干净，一起放入锅内慢慢煮成粥，熟后加葱、姜、盐及五香粉调味。佐早餐服食。

“火”与养心

《黄帝内经》：“火曰炎上。”

古人称火的特性是“炎上”。“炎”有焚烧、炎热之义，热是火的一个特性。“上”，即上升，运行状态是向上的。“炎上”是指火具有温热、升腾、向上的特性。所以引申为凡具有温热、升腾、昌茂、繁盛作用或特性的事物和现象，都归属于火。

▌火与音乐

徵调式乐曲（现代音乐中的G调乐曲）旋律热烈欢快、活泼轻松，构成层次分明、情绪欢畅的感染气氛，具有火之特性，能入心养心。所以，心气不足、心气血两虚，或火形人，都可以多听听徵调（G调）乐曲，对补养心之气血很有好处。

▌火与季节、方位

南方气候炎热，而夏季植物繁茂，生长旺盛，与火的热性、炎上、繁盛的特性相类似，故南方、夏季归属于火。

初夏五味：少苦适辣；盛夏五味：少辣多润

夏季，万物生长迅速，一派欣欣向荣的景象，以火的形象为代表。

在初夏，为保证心气旺盛、心之气血的正常运行，要少吃苦味泻火、损伤心阳的食物，而要适当吃一些辛温(辣)发散行气的食物，这样才有利于温煦心气，培养人体的阳气。五行上有“火生土”之妙，辛温发散的食物有利于脾胃消化功能。在中国南方特别是四川等潮湿地区，多吃辛辣食物有助于行气祛湿。所以要“少苦适辣”，即少食苦味食物，适当添加些辣味。初夏的饮食原则，契合中医“春夏养阳”的养生观点，也是“冬病夏治”的理论依据。

初夏时不要过分贪凉，不要贪食冷饮。此时阳气初升，阴气尚盛，过分贪冷食冷，易伤体内阳气，而体外却较炎热，就容易引发一些肠胃疾病及秋冬呼吸疾病。

进入盛夏后，阳气旺盛，气候炎热，也是人体热性最重的时间，这时的饮食就要“少辣多润”。

很多人在盛夏时节暴饮暴食，过度娱乐，过多摄入刺激性食品及酒类，这将导致体内胃火、心火旺盛。很多人会出现牙痛或口疮等疾病，年轻人脸上长很多痘痘，嘴角糜烂，连开口谈话都很困难，还有人痔疮复发，这些都是盛夏不注意饮食的后果。因此，盛夏时要注意饮食调节，对症“灭火”。

▌生了痔疮，要多吃果蔬，多喝水

痔疮的发生与饮食及生活习惯有关。鱼肉及精细食品吃得过多，粗纤维的摄入过少，容易使大便干燥。

许多人喜欢长时间上网，久坐后活动减少，肛门处静脉血液回流受阻，引起血管扩张，很容易出现便秘及痔疮。

消这样的“火”就要多喝水，多吃水果蔬菜，保持大便通畅，适当增加运动。

▌盛夏火热旺盛，饮食要少辣多润

①盛夏之时，火热炽盛，这时要是过多食用肥腻辛辣、煎炒、酒类等食品，就会使脾胃受损，化热生火，严重者会出现口角糜烂。

消这样的“火”，就要多吃粗粮和新鲜肉类、新鲜蔬菜、牛奶等，食物的品种要丰富。尽量少吃辛辣、烧烤等刺激性食物，减少对肠胃的刺激，改正不良的生活习惯，防止暴饮暴食或饮食无规律。

②脸上生痘，清凉祛热。现代的年轻人夜生活非常丰富，其结果是睡眠严重不足，虚火上升。很多女孩子还特别喜欢吃瓜子、花生、巧克力等热性零食。体内热量太多，脸部就会生出很多的小痘痘，很不好看。

这样的“火”是体内有热的结果，吃得越清淡对皮肤越好。所以应该多吃清凉祛热的食品，如木耳、芹菜、菠菜、油菜、鸭肉、兔肉、山楂等，以清火润燥。还要注意劳逸结合，防止过度疲劳。

③牙痛脸肿，清凉解毒。夏天很多人容易出现牙龈肿痛、口腔溃疡等症状，有的中老年人还会出现牙齿松动、脱落等现象。这些都是胃火上升的表现。

这样的“火”则要多服用一些清凉解毒的中草药，如金银花、夏桑菊、菊花、决明子等，还要多吃蔬菜、多喝开水，不要吃辣椒、羊肉等热性大的食物。

火与养心

中医认为，心主推动血液的运行，温煦全身，故归属于火。夏天，心的阴血虚就会虚火上炎，所以滋心阴、清心火对于养生很重要。

养心药膳——龙眼肉粥

选用有养心安神作用的中药，配以合适的食物，经烹调而制成的药膳，具有良好的补心气、养心血、安心神的功效。对于心气虚或心血虚引起的心悸、气短、胸闷、动辄心慌、失眠多梦等疗效甚好。此粥有养心安神、健脾补血之功效。适用于心血不足引起的心悸、失眠、健忘、贫血、脾虚泻、神经衰弱、自汗、盗汗等。用量不宜过大，要热服。风寒感冒、舌苔厚腻者忌用。

做法：龙眼肉15克，红枣6枚，粳米100克。将粳米淘洗干净，加龙眼肉、红枣同煮，早晚各服一次。

“木”与养肝

《黄帝内经》：“木曰曲直。”

古人称木的特性是“曲直”。“曲”，屈也；“直”，伸也。“曲直”是指树木的生长形态。古人以树木的枝干曲直向上、向外舒展的姿态，引申为具有生长、生发、条达、舒畅等作用或特性的事物及现象。具有这种特性的事物和现象，都归属于木。

木与音乐

角调式乐曲（现代音乐中的E调乐曲）构成了大地回春、万物萌生、生机盎然的旋律。其曲调亲切爽朗，有着木的特性，可入肝。所以，肝气不舒，气机郁滞，情志不畅，或木形人，多听听角调式乐曲（E调音乐）对调畅肝经效果好。

木与季节、方位

中国大陆东面沿海，东方为日出之地，生机盎然；而春季万物萌生，大地复苏，与木的生发、生长特性相似。所以东方、春季归属于木。

春天互映：省酸增甘

春天万物生长，人的肝气就像春天的树木一样，条达、舒展才能舒畅。所以春日到野外去踏青游玩，有益于肝气的舒放，患有肝病的人更应注重这一时节的保养。

在春天饮食保健上，古人有“省酸增甘”的说法，也就是少吃酸食，多增加些甘味的食物。因为酸味食物有收敛固涩的作用，不利于肝气的舒展；而甘味食物能滋养补益脾胃，春天阳气初升，食用甘味的食物能滋养人体的阳气，有利于促进人体的新陈代谢。

例如，多食用一些属甘味的食物，如大枣、栗子、花生等，有健脾益气，防止肝气过盛的作用。脾胃健旺，肝气就调和，从而避免因“木乘土”造成肝气犯胃，引发各种消化系统疾病。

中医认为，春天阳气生发，所以人就要顺应天时的变化，通过食用药粥来调养人体阳气以保持身体的健康。

春季总的饮食养生原则

①主食应多选择高热量的食物。主食中除米面外，还要适量加入豆类、花生等热量较高的食物。

②保证充足的优质蛋白质。多食用肉类、奶类、蛋类、鱼类等。

③保证充足的维生素。三餐之外，还要多吃水果，水果中所含丰富的维生素和矿物质对增强体质非常有益。蔬菜及水果中的维生素含量很高，西红柿、青椒等都含有较多的维生素C，能增强体质，是抵御疾病的重要物质。

春季饮食的三个时期

①早春时节。阴寒渐退，阳气生发，但天气仍然寒冷，所以人体消耗的热量较多，此时宜进食偏于温热的食物。

根据中医“春夏养阳”的理论，此时可吃些葱、蒜、姜、韭菜、芥末等食品，不仅能祛散阴寒，助春阳生发，而且还具有杀菌防病的功效。此时要少吃寒性食品，以防阻遏阳气的发越。

此时要选择一些热量较高的主食，还要补充足够的蛋白质。

②春季中期(仲春)。中医认为，春应在肝。仲春时节肝气生发而偏于亢盛，肝亢则可伤脾(木克土)，就会影响脾胃的运化功能。所以，药王孙思邈指出：“春日宜省酸增甘，以养脾气。”

此时饮食可适当进食大枣、蜂蜜等有滋补脾胃作用的食物，而少吃过酸或油腻而不易消化的食物。可以多吃荠菜、马齿苋、竹笋、鱼腥草、蕨菜、香椿等既富含营养又有治病作用的野菜。

此时天气变化辐度较大，气温骤降时，可参照早春时期的饮食原则合理安排膳食；气温较高时，可多吃青菜，减少肉类的摄入。

③春季晚期，气温日渐升高，此时饮食应以清淡为主，在进食蔬果之外，还可饮用绿豆汤、赤豆汤、酸梅汤及绿茶等清凉饮料，以防止体内积热。不要吃羊肉、狗肉、麻辣火锅以及辣椒、花椒、胡椒等大辛大热食品，以防止邪热化火，避免发生疮痈疖肿等疾病。

饮食原则以清淡的食物为主，注意补充足够的维生素，在饮食中应适当增加绿叶蔬菜。

木与养肝

中医认为，肝气主升，性喜条达舒畅，故归属于木。春天肝气较旺，对于有肝病的人，此时注意对肝的保养，有着非常好的养生保健效果。

肝对人的情志、精神有很重要的作用。身体健康的人在春天注意对肝的保养，能够让自己心情舒畅，气机通畅而百病不生。

益肝药膳——双决明粥

益肝药膳是选用具有养血明目、养肝柔肝、息风潜阳作用的中药，配以合适的食物，经烹调而成的药膳。本粥具有养肝、补血、明目的作用，还能滋阴潜阳、镇静舒气。对肝血不足者，以及头晕目眩、视物昏花或双目胀痛、性急易怒、干涩、手足麻木者效果良好。能养肝潜阳、清肝明目。对头脑涨痛、目赤肿痛、视物模糊、眼睛干涩等症效果良好。

做法：石决明20克，决明子8克，菊花10克，粳米100克，冰糖5克。将决明子、菊花、石决明放入沙锅煎煮取汁去渣；粳米洗干净，与药汁一起煮成稀粥，加冰糖服食，早晚各服一次。

“土”与养脾

《黄帝内经》曰：“土爰稼穑。”

土的特性，古人称为“稼穑”。春种曰“稼”，秋收曰“穑”。稼穑是指农作物的播种和收获。所以古人引申为凡具有生化、承载、受纳作用或特性的事物和现象，都可归属于土。

古人有“土载四行”之说，特别强调土在五行中的重要地位。在五行中，木生于土，水藏于土，革土成金，火焚生灰，木、火、水、金都与土密切相关。所以古人称“土为万物之母”，有“万物土中生，万物土中灭”之说。

▌土与音乐

宫调式乐曲（现代音乐中的C调乐曲），风格悠扬沉静、醇厚庄重，如土一般宽厚而结实，可入脾。所以，脾胃虚弱，食少纳呆，或土形人，多听听宫调式乐曲（C调音乐），对脾胃很有好处。

▌土与季节、方位

古人认为，中原地带，气候适中，能养万物，且统管四方，接受贡奉，与土的生化、受纳、承载特性相似，所以中央归属于土。

中医认为，夏末秋初、小暑、大暑时节为长夏，恰在一年的中间，与土相应。

中药茶饮，清暑益气

长夏时多雨，且阴雨连绵，是一年中最潮湿的季节。这一时节的气候特点是以湿热为主，人体在此时最容易感受到暑湿之邪，湿气过多就会损伤脾胃，影响食欲，所以这时人们常会感到没有胃口，有的还会出现胸脘满闷、恶心欲吐、大便稀溏等症状。

不过，中医有很多清暑益气的茶饮可以帮助女性朋友度过烦热长夏。

①清暑益气茶

做法：西洋参、枸杞、麦冬、五味子、山楂、焦麦芽、荷叶、莲子心各15克，开水冲泡。能清暑益气，泻心火，健脾胃，生津止渴。

②姜糖苏叶茶

做法：生姜、苏叶各5克，冰糖15克，放入开水中浸泡10分钟，趁热喝，每日三次。能防治暑湿型感冒。

③苦夏茶

做法：焦三仙（山楂、神曲、麦芽）各15克，枸杞15克，橘红、炒麦皮各8克，开水冲泡，加入白糖，作茶饮，每日三次。能增进食欲。

④荷叶茶

做法：将鲜荷叶洗净切碎，水煎后代茶饮用。能清热解暑，降血压。

⑤山楂解暑茶

做法：山楂片50克，酸梅30克，白菊花15克。将山楂片、酸梅放入水中煮烂，加入白菊花煮沸，取汁放入白糖饮用。能消食健胃，生津止渴，解暑祛烦。

⑥清心开胃茶

做法：淡竹叶、霜桑叶、焦山楂、炒谷芽各15克，甘草6克，煮开后放凉饮用。能清心防暑，清热化湿，滋阴生津，调和脾胃。

土与养脾

中医认为，脾主运化，为机体提供营养，故归属于土。脾喜燥而恶湿，而长夏时天气潮湿，最易伤脾，所以长夏应注意养脾。

健脾药膳——参枣米饭

健脾药膳就是选用一些有健脾益气作用的中药，配以合适的食物，经烹调而成的药膳，具有健脾益气、和胃调中的作用。适合脾虚气弱，有精神困倦、四肢软弱、头昏自汗、气短懒言、胃脘隐痛、食欲不振、便溏腹泻等症状者。

做法：党参15克，大枣10枚，糯米250克，白糖30克。党参、大枣放于沙锅内，加水泡一会儿，然后煎煮30分钟，取药液备用。淘净糯米，放入大瓷碗中，加水蒸熟后，扣在盘中，把党参、大枣摆在糯米饭上，药液中加入白糖，煎成浓汁后浇在饭上即可。可经常食用。

“金”与养肺

《黄帝内经》曰：“金曰从革。”

金的特性，古人称为“从革”。“从”，有由意，代表顺从；“革”，变革之义，就是重新塑造人生。说明金属是通过变革而产生，即“革土生金”。金的质地沉重、坚韧，且常用于杀戮，所以凡是具有沉降、肃杀、收敛、清洁等性质和作用的事物都归属于金。

▍金与音乐

商调式乐曲（现代音乐中的D调乐曲）风格高亢而悲壮、铿锵雄伟，具有金的特性，可入肺。所以，肺能不好、肺气虚弱、常患肺病者，以及金形人，多听听商调式乐曲（D调乐曲）对肺脏很有好处。

▍金与季节、方位

西部高原地区为日落之处，天气肃杀，与金的肃杀、潜降特性相类似，故西方归属于金。

秋季天气开始变冷，天高风急，地气清肃，与金相似，故秋季属金。

秋天五味：省辣补酸

在秋天，气温下降，空气中的水分减少，天气变得秋高气爽。但由于还有夏天的余热，所以气候还较干燥。

在五行里秋属金，辛散干燥是秋天的特点。辛辣的食物有发散特性，容易伤及阴血而更加干燥，而酸味食物有收敛固涩的作用，所以秋天的饮食应以“省辣补酸”为原则，这也符合中医“酸甘养阴”的原理。

有些人在秋天容易口角发炎或皮肤干裂，都是由于秋燥的缘故。所以在饮食上就要适当多食用杨梅、山楂、葡萄等酸味的食物，以减少秋季疾病的发生。

秋天气候干燥，可多吃银耳、芝麻、蜂蜜、冰糖、梨等滋润食品，以滋阴、养肺、润燥。

老年人脾胃虚弱者，最好多食用温热熟软的食物。患有慢性疾病的人可以进行食补食疗，但食物要气平味淡，作用要和缓，才能慢慢吸取食物的营养，输布全身，保持旺盛的精力，减少疾病的发生。可吃山楂干、牛肉汤、虾仁等。

▍秋季进补好时节

秋天有利于调养生机，是人体最适宜进补的季节，稍加滋补就能起到祛病健身养肺的功效。对于冬季容易发作的慢性心肺疾病患者，更要在秋天打好营养基础，以增强体质，当冬季到来时就能减少旧病的复发。

秋季进补，应选用“补而不峻”“防燥不腻”的平补之品，如前面所说茭白、南瓜、莲子、红枣、核桃等。脾胃虚弱、经常消化不良的患者，可多吃具有健脾养胃的莲米、山药、白扁豆等。秋季容易口干唇焦的人，最好选用滋养润燥、益中补气的药物，如银耳、百合等滋润之品。银耳有滋阴、润肺、养胃、生津的作用，煮烂后加白糖服食，对治疗和预防“秋燥”有非常好的效果；百合有养肺阴、滋肺燥、清心安神之功效。前面的章节中已经介绍了很多用百合做粥的方法。

金与养肺

中医认为，肺主宣肃而喜清洁，故归属于金。秋天气候干燥，最易发生肺病，所以秋天是最好的养肺时间。秋季肺得滋润，冬天就能少生病。

补肺药膳——羊肺汤

补肺药膳就是选用有补肺益气、滋阴润肺作用的中药，配以一定的食物经烹调而制成的药膳。能补益肺气、滋阴润肺止咳，最适合肺气虚弱或肺阴不足者食用。

肺气虚会出现气短懒言、咳嗽、痰清稀、自汗、喜暖畏寒、易感冒、面色苍白等症状。肺阴虚则会出现干咳无痰或痰少而黏、午后潮热、形体消瘦、两颧发红等症状。羊肺汤有滋阴清热、益气养血、止咳平喘作用。对久病体质虚弱、阴虚内热、肺痿咳嗽、咳痰黏稠难咳、精神疲乏、形体消瘦、口唇干燥者效果好。

做法：羊肺1个，杏仁10克，柿霜、绿豆粉、酥油各25克，蜂蜜50克。将杏仁去皮后研成细末，同柿霜、绿豆粉、酥油一起装入碗中，加入蜂蜜及清水，和匀成浓汁。羊肺用清水洗净，挤尽血水，将药汁灌入羊肺内，放入锅中，加水500毫升，隔水慢慢炖熟，最后取出羊肺，倒出汤汁，食肺喝汤。可常食用。

五行蔬菜汤

近年来，很多地方流行五行蔬菜汤，很多人食用之后很有效果，以至于网络上有人吹嘘五行蔬菜汤连癌症都能治疗。出于感恩，很多人称其为“老人的救命汤，成人的养生汤，宝宝的聪明汤”。因为是由五种颜色的蔬菜组成，又是以中医五行理论为基础，所以又称为“五行蔬菜汤”“五色蔬菜汤”。

我对各地流行的不同配方的五行蔬菜汤进行了研究，发现此汤的组成确实很精到。该汤以中医君臣佐使之法配伍而成，五种食物和药物搭配非常好。还有的地方在原有处方的基础之上增加了其他一些滋补五脏的药物，是一道很好的滋补药膳。

五行蔬菜汤，现代人最好的排毒汤

现代人的社会生活节奏不断加快，饮食习惯发生了很大变化：早上常吃油炸方便食品；中午随便吃点饭，对付一下；晚上则泡吧聚会，大吃大喝。这些不良的生活习惯，导致人们对蔬菜的摄入量严重不足，而脂肪、胆固醇在体内大量蓄积，营养极不均衡。所以，癌症、高血压、心脏病、肝病、动脉硬化、糖尿病、肥胖、便秘等所谓富贵病患者越来越多。这些疾病与饮食习惯不合理、蔬菜摄入不足密切相关，可以说是“蔬菜缺乏症”。

五行蔬菜汤，中医精华的最好体现

中医理论指导五行蔬菜汤的配伍。

①白（白萝卜）者入肺、青（白萝卜叶）者入肝、红（红萝卜）者入心、黑（香菇）者入肾、黄（牛蒡子）者入脾，五色能滋润五脏，五行蔬菜汤完全符合中医理论。

②从五行学说来讲，肺属金、肝属木、心属火、肾属水、脾属土。五行与五色相对应，白属金、青属木、赤属火、黑属水、黄属土。五行（木、火、土、金、水）、五色（青、赤、黄、白、黑）、五脏（肝、心、脾、肺、肾）

互为表里，正契合中医“天人合一”理论。

③五行蔬菜汤的主要营养成分有维生素A，维生素B群、粗纤维、鞣酸、钙、铁、镁、磷、硒等微量元素。维生素A可强化免疫机能，明目；钙、铁可补血，去除肌肉疲劳，消除焦躁；磷、镁、硒可提高肌肉力量；维生素B族能提高肾脏、肝脏功能和人体的免疫机能。

五行蔬菜汤的做法

原料：白萝卜半根，白萝卜叶适量（萝卜叶要浸水2个小时才能使用，以免农药残留有毒），胡萝卜1根，牛蒡半根，干香菇1枚（阳光晒干的较好）。

做法：蔬菜不必烫过，连皮切成大块。锅要用耐热玻璃锅，加入青菜量三倍的水。水煮开后，再用小火炖煮1个小时即可。

服法：一次做两日的量，装入玻璃容器内，放入冰箱保存，饮用时稍微加热温服，以此汤代茶水喝。

注意事项：一定要按照基本的配伍分量煮食，保持成分的平衡。不可在汤内添加任何油腻的东西(如肉、鱼等)。

功效：

①能预防癌症。

②能修复磨损关节，并使之更加强健。

③能延缓老化，重现青春活力。

④能预防白内障。

⑤能预防多种原因引起的急慢性白血病。

⑥对肝病、高血压、心脏病、糖尿病及其他多种头部病症也很有效。

附录：
自然美女调出来

Q 怎样用经络按摩法减肥?

—A— 女性都喜爱窈窕身材，你只需忠实地进行三个月经络美容按摩护理，就能拥有窈窕的身材。

①摩擦手阳经的大肠、三焦、小肠三条经脉，从肩部到指尖上下强摩擦5次。

②用刷子或用手摩擦整个足底部，以足窝部最为重要。

③刺激足肝胆和肾，在足内侧从下到上整个部位慢慢做螺旋状局部轻刺激8次。

④沿足胃经（腿外侧）由上而下做5次较强刺激。

⑤摩擦足膀胱经。沿小腿后侧整面地进行螺旋状摩擦，从上往下，还可做局部刺激。

经常以上述方法进行经络刺激，就能使你保持全身气血通畅、肌肉收缩。

Q 怎么用大黄减肥?

—A— 大黄有攻击导滞、泻火凉血、活血化淤、利胆褪黄的作用，能促进肠蠕动，促进甘油三脂、脂肪、胆固醇的排泄，减少脂肪、胆固醇的吸收，具有减肥降脂的作用；能促进胆汁的分泌，并使胆汁中胆红素和胆汁酸含量增加，有助于脂肪消化吸收，同时增强细胞免疫功能和抗衰老作用。但大黄副作用较多，不宜久服。

①饭前半小时服用大黄4片，每日1～3次，可通便减肥，大便会保持

每日3次左右。

②仰卧，用热毛巾敷腹部，以感到温热舒适为宜，再将大黄煎液涂布于腹部，用手掌按顺时针方向按摩，使大黄分布均匀，由黄棕色变为乳白色，直到被完全吸收为止。

Q 怎么吃苦瓜能瘦身？

—A— 苦瓜含有被称为“脂肪杀手”的高清脂素，这种物质不进入人体血液，只作用于人体吸收脂肪的重要部位——小肠，通过改变小肠细胞的网孔，使摄取的脂肪和多糖减少40%～60%，从而加速体内小分子营养的吸收，又不参与人体的代谢，因此没有副作用。

①取苦瓜一条切成片放入容器中，再倒入碳酸苹果一瓶，立即包上保鲜膜，放入冰箱随吃随取，可清热减肥、降血脂。

②取鲜苦瓜一条，切片后水煎服，可降脂减肥。

Q 怎样减掉腰部“游泳圈”？

—A— ①平卧，用3秒钟吸满空气，使腹部慢慢胀满。

②用6秒钟时间一边呼气，一边慢慢地提升双足到45°，双足从脚脖子到足尖用力挺直。

③用5秒钟时间吸气，慢慢放下双足。

④再用6秒钟呼气，慢慢提双足至45°，伸直足部。

这样一边吸气，一边把双足放下，再一边呼气一边提升双足的运动，反复做6次。每天坚持做，很快就会看到效果。

Q 怎么能消除下眼皮黑圈？

—A— 女性要是经常性疲劳过度，就会出现下眼皮黑圈，严重地影响女性容貌的美丽。可以逐次按揉脾俞、胃俞、中脘、天枢、建里、关元、足三里等穴位。沿顺时针方向按摩腹部5分钟。

Q 眼眶鱼尾部有了皱纹怎么办？

—A— ①用双手中指向鼻梁按摩眼下眶部位，垂直向鼻梁压，反复做36次，最后双手中指按摩眼外目眦旁2～3厘米处，按摩36次。

②用意念想象额部、眼周围的皱纹消失15～30分钟，收功。两手掌心搓热按浴面部。

Q 眼睛无神怎么办？

—A— ①浴眼揉珠明目防疾法：用两手食指、中指指腹贴在上下眼皮上向外、向内推拉浴摩9次，轻揉眼珠9次。反复做6组，轻重要适度。

②明目穴位：睛明穴、攒竹穴、瞳子缪穴、承泣穴、四白穴，向内揉按9圈再向外揉按9圈。如此反复做6组，能减轻疲劳，使眼睛神采奕奕。

Q 怎么按摩可以增强眼睛神韵，减少鱼尾纹？

—A— ①仰卧，用两拇指面从两眉头向两旁分推至眉梢8～10次。

②两手搓热，掌熨目3～5次。

③用两拇指轻压眼球30秒后，快速抬起，反复2～3次。（按压后以感到舒适而无眼球疼痛及视物不清为度）

④点按睛明、攒竹、鱼腰、丝竹空、太阳、承泣、瞳子缪、印堂、合谷各穴半分钟。

⑤用中指面在两眼眶向外旋转推法10～20次。（推时不宜触及上下眼睑）

Q 怎么按摩可以减轻眼袋？

—A— ①仰卧，在眼周，尤其于下眼睑部用轻快的一指禅推法操作1分钟。可用另一手拇指从边缘处轻轻向外或下按推，使局部稍绷紧，以便操作，但切忌用力推按。继以指按法在局部轻压半分钟。

②点按睛明、四白、承泣穴各半分钟。

Q 手脚冰凉怎么办?

—A— ①按摩穴位:按摩手肘的曲池和耳后的风池,即不会再感觉手脚冰冷。

②加温脚底:以发热物体如暖水袋等等直接加温脚底,尤其是加温涌泉穴。

③蒜汤或萝卜汤泡脚:将大蒜或萝卜的叶子晒干,煮成汤,用来泡脚,效果很好。

Q 女性为什么早起会感到头晕眼花?

—A— 很多身体瘦弱年轻女性,早晨起床时经常感到精神疲惫、四肢乏力,坐起时头晕、眼前发黑、心慌,需在床上躺半小时后症状才有减轻,平时头晕、乏力,尤其午饭后嗜睡,精神无法集中。其实这是一种典型的低血压病人,伴有明显的低血压症状。大凡收缩压低于90mm/Hg的,都称为低血压。本病多见于女性。低血压的发生,一是内分泌系统失调所致,如脑下垂体前叶机能低下,肾上腺机能不全等;二是由遗传因素造成。中医认为这种疾病多属于气血不足、肝肾阴虚。

Q 哪些人容易性冷淡?

—A— 性冷淡是指对性生活淡漠,甚至厌恶;或虽有性欲要求,但缺乏性快感;或虽有某种程度的快感,但不能达到性欲高潮。女性性冷感多半是由于过于神经质,或者是对性以外的事物过多地关心,尤其是对性存有偏见。一般就体型来说,瘦弱、胸部扁平、耻骨突出、足踝粗大、臀部小、皮肤粗糙、毛孔多的人,多有性冷淡的倾向。

中医认为,性冷淡大多由于心肾不交所引起。

Q 怎么用按摩法治疗女性性冷淡?

—A— ①按摩敏感部位:按摩女子的性敏感带如耳朵、颈部、大腿内侧、腋下、乳房、乳头等部位,着重按摩会阴、会阳、京门等穴。动作宜缓慢轻柔，可用指头掌面按压，每天按摩一次即可。

②按摩肾俞：取立式，两脚分开与肩同宽，将拇指按在同侧肾俞穴，其余四指附在腰部，适当用力揉按1分钟左右。

③按摩神阙：仰卧，两脚分开与肩同宽，双手掌按在神阙穴上，左右各旋转200次，以微热为宜，每天2～3次。

Q 总觉得四肢无力怎么办？

—A— ①搓揉手指与脚底：用力搓揉手指或脚底，捶一捶手掌，可促进血液循环，消除疲劳。

②做四肢运动：仰卧，四肢伸展，然后手脚一起举起来，做伸缩运动，反复数次。这样可加快手脚血液流通，对于消除疲劳倦怠很有效。

③扭转全身：侧卧，伸展手脚，动作就像蛇行一样。这个动作可促进肾功能，使全身富有活力。

④按压背脊：如背部酸痛疲倦，请别人帮助压一压背脊。沿着背脊有许多消除疲劳的经络和穴位。

Q 怎么用导引法让面部红润？

—A— ①摩面：双手搓热，用手由上而下地摩面，就如用毛巾擦脸一样，要擦得细致周到，做18次。

②抹面：从额部至下巴颏，先用左手着力，自左而右横向地推抹面部一次，接着右手着力，自右而左横向地推抹面部一次。如此两手交替，缓缓地从上而下，自额至颏依次横抹。用力应轻重适宜。

Q 为什么“女不离藕”？

—A— 生藕具有消淤清热，除烦解渴，止血（鼻血、尿血、便血、子宫出血等），化痰，治肺炎、肺结核、肠炎、脾虚下泻、妇女血崩等诸症。《日用本草》认为：“一切血证宜食之（藕）。”藕煮熟后，性由凉变温，失去了消淤清热的性能，而变为对脾胃有益，有养胃滋阴、益血、止泻的功效。藕生熟吃皆可，也可捣汁饮用。

Q 怎么按摩可以使唇部更性感？

—A— ①用两手中指或食指分别沿两嘴做半圆形推摩1～2分钟。

②用两手食指指腹按压两侧口角12～15次。口角有皱纹者可加用一指禅推法在局部重点按摩。

③用指揉法在口旁按摩1分钟。

④用双手食、中二指自下颏中部经口周向颧弓方向推20次。然后按承浆、牙关、颊车穴各20秒钟。

Q 怎么按摩可以解决唇部淡无色泽或发紫？

—A— 唇部淡无色泽或发紫多因年老、体弱、久病等引起，其按摩方法可参照“怎么按摩可以使唇部更性感”，再用按摩法补益脾肾。操作如下：

①仰卧，用掌振颤法于腹部操作5～10分钟，再按摩神阙及关元穴各半分钟。

②俯卧，按揉心俞、肝俞、肾俞穴各30～50次，然后捏脊6次。

Q 怎么用桃花润泽肌肤、祛除色斑？

—A— 桃花中含有山柰酚、香豆精、三叶豆苷和维生素A、维生素B、维生素C等营养物质，这些物质能扩张血管，疏通脉络，润泽肌肤，改善血液循环，促进皮肤营养和氧供给，使促进人体衰老的脂褐质素加快排泄，防止黑色素在皮肤内沉积，从而能有效地预防黄褐斑、雀斑、黑斑。

①取新鲜的桃花捣烂取汁涂于脸部，轻轻按摩片刻，也可用阴干的桃花粉末，用蜂蜜调匀涂敷脸部，然后洗净。可使面色红润、皮肤润泽光洁、富有弹性。

②清明节前后取桃花250克、白芷3克，用白酒1000毫升密封浸泡30天，每日早晚各饮15～30毫升，同时将酒倒少许于手中，搓至手心发热后揉擦面部。对黄褐斑、黑斑、面色晦暗等面部色素沉着有较好效果。

③取桃花、冬瓜子、白芷各100克，红花30克，焙干，研为细末，用牛奶调成糊状制成面膜后涂面部，每日一次。可使皮肤白里透红，对雀斑、黄褐斑也有一定疗效。

④桃花（干品）60克，冬瓜仁75克，橘皮45克，共研成药末，置于瓷瓶中保存，随吃随取，每日2～3次，用温糯米酒送服。有活血化淤、去斑增白、润肤悦色的功效。

Q 怎么用玫瑰花能舒肝调经？

—A— 玫瑰花气味芳香、药性平和，既能舒肝理气而解郁，又能和血散淤而调经，有柔肝醒脾、行气活血的作用，可用于妇女月经过多、赤白带下及肠炎、下痢等。玫瑰花的药性非常温和，能够温养人的心肝血脉，舒发体内郁气。女性在月经前或月经期间情绪不佳、脸色黯淡，甚至痛经，可以通过服用玫瑰花得到缓解。

取玫瑰花15克泡水饮，气虚者可加入大枣3～5枚。可调理气血，令月经规律。但月经量多者经期最好不要服用。

取玫瑰花5朵，桑葚子、麦冬、黄精各2克，枸杞子10粒，混合后用沸水冲泡5分钟，代茶饮。可调经养颜，适用于肝肾两亏、月经不调。

Q 怎么用红花能通经止痛？

—A— ①红花15克、玫瑰花20克混匀放入瓷杯中，开水冲泡饮用。可治闭经、痛经。

②红花、白矾各6克，瓦桦30克，水煎，先熏后外洗外阴部。每日两次，每次30分钟，每剂可用3天。主治早期宫颈癌。

③先将桃仁10克捣烂如泥，与红花10克一并煎煮，去渣取汁，同粳米100克煮粥，加红糖调味。每日1～2次，温热服。适用于气滞血淤经闭、月经不调，以及冠心病、心绞痛、高血压等。

④红花、当归各10克，丹参30克先煎后去渣取汁，与糯米100克煮粥，加红糖调味。每日2次，空腹食。适用于月经不调属血虚血淤者。

图书在版编目（CIP）数据

《黄帝内经》中的女人养生养颜经/王昕著. —西安：陕西师范大学出版社，2009.3
ISBN 978-7-5613-4593-1

Ⅰ.黄… Ⅱ.王… Ⅲ.①内经—女性—女性（中医）—基本知识
②内经—女性—美容—基本知识
Ⅳ.R221 R212 TS974.1

中国版本图书馆 CIP 数据核字（2009）第 029717 号

图书代号：SK9N0103

上架建议：美容·健康

《黄帝内经》中的女人养生养颜经

著　　者：王　昕
责任编辑：冷　湖
特约编辑：刘　丹
封面设计：风　筝
出版发行：陕西师范大学出版社
（西安市陕西师大 120 信箱　邮编：710062）
印　　刷：北京京都六环印刷厂
开　　本：787×1092　1/16
字　　数：180 千字
印　　张：16
版　　次：2009 年 4 月第 1 版
印　　次：2009 年 9 月第 2 次印刷
ISBN 978-7-5613-4593-1
定　　价：28.00 元